INTERPRETATION OF
HEALTH EXAMINATION CONCLUSIONS

健康体检
结论解读

黄守清 ◎ 主编

海峡出版发行集团 | 福建科学技术出版社
THE STRAITS PUBLISHING & DISTRIBUTING GROUP | FUJIAN SCIENCE & TECHNOLOGY PUBLISHING HOUSE

图书在版编目（CIP）数据

健康体检结论解读 / 黄守清主编. — 福州 : 福建
科学技术出版社, 2024.6
ISBN 978-7-5335-7250-1

Ⅰ.①健… Ⅱ.①黄… Ⅲ.①体格检查 – 基本知识
Ⅳ.①R194.3

中国国家版本馆CIP数据核字（2024）第068423号

出 版 人　郭　武
责任编辑　黄肖林
编辑助理　滕　楸
装帧设计　黄　丹
责任校对　林锦春

健康体检结论解读

主　　编　黄守清
出版发行　福建科学技术出版社
社　　址　福州市东水路76号（邮编350001）
网　　址　www.fjstp.com
经　　销　福建新华发行（集团）有限责任公司
印　　刷　福州万紫千红印刷有限公司
开　　本　700毫米×1000毫米　1 / 16
印　　张　26.25
字　　数　295千字
插　　页　4
版　　次　2024年6月第1版
印　　次　2024年6月第1次印刷
书　　号　ISBN 978-7-5335-7250-1
定　　价　88.00元

主编简介

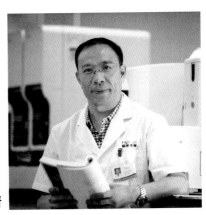

黄守清

　　福建省福能健康管理中心院长。国内资深的健康管理专家。专注健康体检、健康管理行业 22 年，在体检中心经营管理方面有着丰富的成功经验，尤其在体检中心信息化研发、数字化建设方面有着独到的见解。近 3 年来又带领团队在人工智能（artifical intelligence AI）助力体检中心业务高质量发展方面做了深入的研究，成功研发了"AI 智能主检""AI 智能重要异常管理随访系统""AI 智能体检质控系统"，被国内同行引进使用；创造性地构建了"检 + 管 + 治"三位一体的健康管理服务体系，为体检者提供专业的健康管理服务，得到了客户和同行的高度认可。

　　担任中国健康管理协会常务理事，中华医学会健康管理学分会慢病学组顾问，中国医药教育协会健康体检与评估专业委员会常务委员，福建省医学会健康管理学分会第二、三届副主任委员，福建省中西医结合学会常务委员，福建省中西医结合学会健康管理分会第一届委员会主任委员。

《健康体检结论解读》编委会

主　　编　黄守清

副　主　编　林建著　张建良　施　洪

编　　委　严秀梅　周小丽　吴　敏　杨　娜

　　　　　林洪涛　彭渝涟　雷　佳　郭密琼

　　　　　王燕燕　丁广瑛　黄芙蓉　张春荣

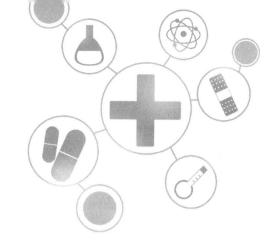

编者的话

FOREWORD

在日常健康体检的工作中，"主检"及"报告咨询"是体检中心最具挑战性的工作。低年资医生常常会因为医学知识、临床经验、专业技能的限制和不足，导致在实际工作中会遇到许多困难，如主检书写出现差错，咨询过程中无法解读检查结果，甚至引发客户投诉。编写《健康体检结论解读》的目的就是为体检一线的低年资医生提供简洁明了的学习资料，让他们快速掌握相关的专业知识，提高工作能力。

《健康体检结论解读》可作为体检行业健康咨询医生及主检医师学习、工作的工具书。当然这本书也适合体检者在阅读"体检报告"时查阅使用。

《健康体检结论解读》分为十一章，每章分为疾病部分（位于各章前部分）和检验部分（位于各章后部分）。疾病部分以"医学解释""危害及预后""常用的体检方法""进一步检查项目""健康管理"等5个方面对每种疾病加以阐述；检验部分则以"医学解释""进一步检查项目"对不同检验指标加以分析，力求简洁明了，注重实用。

本书是在融合了每一种疾病相关的诊疗专家共识、医学指南、医疗规范、教科书等资料基础上，且结合体检中心的工作实际，以及我们的实践经验而编写的。

疾病部分需要说明的有以下几点。

（1）"结论项目"的词条均来自《国际疾病分类第十一次修订本（ICD-11）中文版》、《常用临床医学名词（2023年版）》及《全国临床检验操作规程（第4版）》。

（2）"医学解释"是对该结论项目进行医学上的解释说明，包括但不限于定义、常见于什么疾病（情况）、临床表现（症状）等。

（3）"危害及预后"中的危害指该疾病可能对身体造成的伤害；预后指该疾病进行医学干预或不进行干预后可能发生、发展的情况。

（4）"常用的体检方法"指发现该疾病常用的检查方法或手段。

（5）"进一步检查项目"包括：①指按循证医学的要求，为明确诊断该疾病还需要进一步检查的项目及检查手段；②指明确该疾病可能造成的危害的相关检查。

（6）"健康管理"包括以下几点。

1）"预防"：指预防该疾病发生、发展的措施，包括饮食措施、运动措施、心理干预措施等方面。

2）"治疗"：本书只叙述治疗的原则，不涉及具体的治疗方案。治疗原则包括药物治疗、中医治疗、手术治疗、运动治疗、心理治疗等。

检验部分需要说明的有以下几点。

（1）"医学解释"是对该结论项目在医学上进行解释说明，包括但不限于定义、该项目增高或降低见于什么疾病（情况）等。

（2）"进一步检查项目"是指该检查项目异常可能涉及的相关疾病（或累及的器官）的关联检查。目的是检查出潜在的疾病。

本书是福建省福能健康管理中心黄守清院长团队共同合作的成果。编写组的专家们经过两年多的辛勤笔耕，数易其稿，终于付梓！但鉴于编写时间紧、专业跨度大、编写人员的专业及水平有限，分享的内容可能存在偏颇及差错之处，还望同行批评指正！

《健康体检结论解读》编写组
2024 年 3 月 30 日

目 录

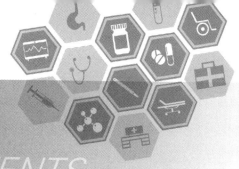

CONTENTS

第一章 呼吸系统

一、 **肺部感染**

（一）医学解释

肺部感染并非一种独立的疾病，是指出现在终末气道、肺泡及肺间质的炎症性疾病，可由病原微生物、寄生虫、理化因素、免疫损伤、过敏及药物等所引发。症状可表现为发热、咳嗽、咳痰、呼吸加快等，可能出现脓性痰或血痰，伴或不伴胸痛。

（二）危害及预后

1. 危害

肺部感染是由于病原微生物入侵下呼吸道后滋生繁殖，引起肺泡毛细血管充血、水肿，肺泡内纤维蛋白渗出及细胞浸润。随着病情的发展，会给患者带来以下危害。

（1）并发支气管扩张及重症肺炎。

（2）可继发脓胸或肺脓肿，多半是由于慢性炎症治疗不及时或不彻底所致。

（3）影响肺功能，严重时可并发肺源性心脏病、呼吸衰竭。

2. 预后

（1）通过积极正规治疗，通常可以治愈。

（2）如果治疗不及时，重症者可能会进展至心包炎、感染性休克等。

（三）常用的体检方法

胸部数字 X 线摄影（digital radiography，DR）、胸部计算机断层扫描（computed tomography，CT）。

（四）进一步检查项目

1. 实验室检查

（1）血常规。

（2）生化全套。

（3）C 反应蛋白（C-reactive protein，CRP）。

（4）血气分析。

（5）痰培养 + 药敏。

2. 功能检查

肺功能检查。

3. 影像学检查

胸部 CT（当体检方法选用的是"胸部 DR"时可进行该检查）。

（五）健康管理

1. 预防

（1）积极治疗原发病，预防呼吸道感染，流感季节注意室内通风，做好个人防护，戴好口罩，减少在人口密集场所活动。

（2）接种流感疫苗及肺炎球菌疫苗。

（3）改变不良生活习惯，加强营养，戒烟、戒酒。

（4）积极锻炼，增强体质，提高免疫力。

（5）避免淋雨、受寒、过度疲劳。

2. 治疗

（1）对症治疗：镇咳、祛痰、舒张支气管、应用糖皮质激素等。

（2）抗感染治疗：抑制病原微生物生长，防止感染扩散。

（3）支持疗法。

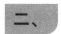

二、　支气管扩张症

（一）医学解释

支气管扩张症主要指急、慢性呼吸道感染和支气管阻塞后，反复发生支气管炎症，致使支气管壁结构破坏、管壁增厚，引起支气管异常和持久性扩张的一类疾病的总称，分为原发性和继发性。主要临床表现为持续或反复性咳嗽、咳痰，有时伴有咯血，可导致呼吸功能障碍及慢性肺源性心脏病。

（二）危害及预后

1. 危害

支气管扩张症的发病基础多为支气管阻塞及支气管感染，两者相互促进，并形成恶性循环，破坏管壁的平滑肌、弹力纤维甚至软骨，削弱支气管管壁的支撑结构，逐渐形成支气管持久性扩张。随着病情的发展将带来以下危害。

（1）患者常伴有焦虑、发热、乏力、食欲减退、消瘦、贫血及生活质量下降。

（2）部分可合并肺动脉高压，可有呼吸急促、胸痛、疲劳、嘴唇和皮肤青紫等。

（3）重者可出现呼吸衰竭，表现为呼吸急促、呼吸困难。

（4）咯血。

（5）可发生肺源性心脏病甚至右心衰竭。

2. 预后

预后与病因等多种因素有关，支气管扩张形成后较难治愈，预后较差。

（三）常用的体检方法

胸部 DR、胸部 CT。

（四）进一步检查项目

1. 实验室检查

（1）血常规。

（2）血气分析。

（3）CRP、红细胞沉降率（erythrocyte sedimentation rate，ESR）。

（4）血清免疫球蛋白、血清蛋白电泳。

（5）血清 IgE、类风湿因子（rheumatoid factor，RF）、抗核抗体、细胞免疫功能。

（6）痰涂片、痰培养 + 药敏。

2. 功能检查

肺功能检查。

3. 影像学检查

胸部 CT（当体检方法选用的是"胸部 DR"时可进行该检查）、鼻窦 CT。

4. 内镜检查

支气管镜。

（五）健康管理

1. 预防

（1）避免接触过敏原。

（2）积极治疗原发病，防止病情复发。

（3）积极预防下呼吸道感染、预防性治疗肺结核。

（4）接种肺炎球菌疫苗及流感疫苗。

（5）加强营养，戒烟、戒酒。

（6）适当锻炼，增强体质，提高免疫力。

2. 治疗

目的：保持呼吸道通畅，病因治疗，阻止疾病进展，维护肺功能稳定，改善生活质量。

（1）抗感染：抑制病原微生物生长，防止感染扩散。

（2）祛痰：使痰液液化，黏滞性降低，容易排出。

（3）应用支气管扩张剂：缓解支气管平滑肌痉挛。

（4）应用激素：减轻炎症反应。

（5）应用免疫球蛋白：提高机体抵抗力。

（6）手术治疗。

三、 大叶性肺炎

（一）医学解释

大叶性肺炎是由肺炎链球菌等细菌感染引起的呈大叶性分布的肺部炎症。主要病理改变为肺泡的渗出性炎症和实变。冬季发病较多，多见于青壮年、老年人或婴幼儿，男性较多见。典型临床表现为突发高热、寒战、胸痛、咳嗽和咯铁锈色痰，呈急性热病容，面颊绯红，鼻翼煽动，呼吸急促等。

（二）危害及预后

1. 危害

该病是病原体先在肺泡引起炎症，经肺泡孔（Cohn 孔）向其他肺泡扩散，致使部分肺段或整个肺段、肺叶发生炎症。其发病有不同时期，分别为充血期、红肝变期、灰肝变期及消散期，各期的病理特点变化不同，出现的临床症状都不一样。大叶性肺炎通常发病急，出现临床症状较重。如果治疗不及时或治疗不当，会带来以下危害。

（1）导致肺脓肿、胸膜炎、机化性肺炎，甚至出现感染性休克。

（2）重者发生呼吸衰竭。

（3）导致脓毒血症，出现肺外感染，如脑膜炎、心包炎、心内膜炎、关节炎及中耳炎等。

2. 预后

（1）通过积极正规治疗，通常可以治愈。

（2）如果治疗不及时，重症患者可能会出现中毒性脑病等。

（三）常用的体检方法

胸部 DR、胸部 CT。

（四）进一步检查项目

1. 实验室检查

（1）血常规。

（2）CRP。

（3）痰培养 + 药敏、血培养。

2. 影像学检查

胸部 CT（当体检方法选用的是"胸部 DR"时可进行该检查）。

（五）健康管理

1. 预防

（1）积极治疗原发病，预防呼吸道感染，流感季节注意室内通风。

（2）改变不良生活习惯，戒烟、戒酒。

（3）积极锻炼，增强体质，提高免疫力。

（4）避免淋雨、受寒、过劳。

2. 治疗

（1）抗菌药物治疗：首选青霉素。

（2）对症治疗：镇咳、祛痰、舒张支气管、应用糖皮质激素等。

（3）支持疗法。

四、　胸膜炎

（一）医学解释

胸膜是覆盖在胸膜腔内表面的一层薄膜，由受结缔组织和纤维弹力组织支持的间皮细胞层组成。脏层胸膜覆盖于肺表面，而壁层胸膜覆盖肋骨、膈肌和纵隔表面。脏层和壁层胸膜之间是连续的，闭合形成胸膜腔。通常由细菌、真菌、病毒、寄生虫等病原体感染引起胸膜炎症，胸腔内可伴有液体积聚（渗出性胸膜炎）或无液体积聚（干性胸膜炎）。临床常有发热、胸闷、胸痛、气促，甚至呼吸困难等表现，也有少数患者无明显临床症状。该病多见于青壮年。

（二）危害及预后

1. 危害

胸膜表面光滑，一旦出现炎症，胸膜就不再光滑，会出现摩擦样的疼痛，当炎症严重的时候会出现渗出性水肿，伴呼吸困难，常导致以下危害。

（1）胸腔积液、脓胸、脓血胸，液体量大时压迫肺组织可致呼吸困难、缺氧等症状。

（2）胸膜粘连。不及时治疗可发生胸膜增厚、粘连，可能导致胸廓塌陷，严重影响肺功能。

2. 预后

（1）合理规范治疗后，大多数可治愈，恢复正常生活和工作。

第一章

（2）如果未及时接受治疗，可能导致胸腔积液，逐渐加重会引起心肺功能的障碍。

（三）常用的体检方法

胸部 DR、胸部 CT。

（四）进一步检查项目

1. 实验室检查

（1）血常规。

（2）ESR。

（3）CRP。

（4）胸腔积液检查。

（5）细菌培养：痰液培养＋药敏、胸腔积液培养＋药敏。

2. 影像学检查

（1）胸部超声。判断肺组织的变化、胸腔积液的量及位置，有助于穿刺定位。

（2）胸部 CT（当体检方法选用的是"胸部 DR"时可进行该检查）。

（五）健康管理

1. 预防

（1）早期发现，治疗原发病。

（2）戒烟、戒酒。

（3）积极参加锻炼，增强体质，提高免疫力。

2. 治疗

（1）病因治疗：抗感染。

（2）如有渗出性胸膜炎，行胸腔穿刺术。

（3）如有结核性胸膜炎需抗结核治疗。

（4）必要时行糖皮质激素治疗。

（5）支持疗法。

五、　肺结核

（一）医学解释

肺结核是指发生在肺组织、气管、支气管和胸膜的结核，包括肺实质的结核、气管结核、支气管结核和结核性胸膜炎。飞沫传播是其主要的传播途径。表现为咳嗽、咳痰，可伴咯血、痰中带血，肺外症状可表现为低热（午后潮热）、乏力、盗汗、食欲减退、体重减轻等。

（二）危害及预后

1. 危害

肺结核可分为三大类，即原发型肺结核、血行播散型肺结核及继发型肺结核。结核病的基本病理变化是炎症性渗出、增生和干酪样坏死。其过程特点是破坏与修复同时进行，故上述三种病理变化多同时存在，也可以某一种变化为主，而且可相互转化。随病情加重可出现不可逆转的肺纤维化。通过血行播散，结核分枝杆菌可以扩散到全身各个组织器官，会对人体造成以下严重危害。

（1）肺功能损害。

（2）并发症：结核性胸膜炎、脓胸、肺癌。

（3）由于传染性强，病程长，导致患者心理压力增大，伴有焦虑、抑郁、恐惧等。

2. 预后

（1）合理、规范用药治疗后，一般预后良好，大多数可治愈。

（2）若不及时治疗，可导致肺损伤、肺功能损害。

（3）抗结核药可能带来不良反应，如肝功能异常等。

（三）常用的体检方法

胸部 DR、胸部 CT。

（四）进一步检查项目

1. 实验室检查

（1）血常规。

（2）ESR。

（3）结核菌抗体检测。

（4）痰结核分枝杆菌检查：痰涂片、痰培养。

（5）结核杆菌特异 DNA 检测。

2. 功能检查

肺功能检查。

3. 影像学检查

胸部 CT（当体检方法选用的是"胸部 DR"时可进行该检查）。

4. 内镜检查

支气管镜。

（五）健康管理

1. 预防

（1）该病可防可控，及时控制传染源，切断传播途径，保护易感人群，即可降低发病率。

（2）避免接触活动性肺结核患者。

（3）预防上呼吸道感染性疾病。

（4）加强康复锻炼，提高免疫力。

（5）加强营养，戒烟、戒酒，饮食宜清淡、易消化。

（6）接种卡介苗。

（7）定期体检。

2. 治疗

（1）抗结核治疗原则：早期、规律、全程、适量、联合。

（2）药物治疗：异烟肼、利福平、吡嗪酰胺、乙胺丁醇等。

（3）对症治疗。

六、 肺癌

（一）医学解释

世界卫生组织（World Health Organization，WHO）将肺癌定义为起源于呼吸道上皮细胞（支气管、细支气管和肺泡）的恶性肿瘤，是最常见的肺部原发性恶性肿瘤。按组织病理学分类，肺癌可以分为非小细胞肺癌和小细胞肺癌两大类。按解剖学部位分类，肺癌分为中央型（发生在段及以上支气管的肺癌，以鳞状上皮细胞癌和小细胞肺癌较多见）、周围型（发生在段支气管以下的肺癌，以腺癌较多见）。肺癌多为周围型，常见于中老年人。空气污染为重要诱发因素，临床症状常出现较晚，多数患者为体检时发现。有肺癌家族史、慢性阻塞性肺疾病史、长期吸烟史（或被动吸烟）、职业暴露史（包括石棉、氡、铍、铬、镉、镍、硅、煤烟和煤烟尘等）等为高危人群。其表现有咳嗽、咳痰、痰中带血、咯血、气短、喘鸣、呼吸困难、胸痛、发热、消瘦等。

（二）危害及预后

1. 危害

该病是人体内外因素共同作用的结果，是一种恶性肿瘤，会出现远处转移。肺癌会对肺组织及支气管产生压迫，从而引起感染，随着病情的进一步发展，会导致以下一系列严重危害。

（1）肿瘤侵犯主支气管，可出现呼吸困难、咯血。

（2）肿瘤侵犯胸膜，可导致胸腔积液。

（3）侵犯骨，可导致疼痛。

（4）侵犯咽喉部神经，可导致声音嘶哑。

（5）脑转移，可导致恶心、呕吐、失语、行走困难，甚至出现剧烈头痛。

（6）向远处部位转移，可出现淋巴结肿大、肝癌、腹水等。

2. 预后

（1）肺癌患者的预后是由患者综合的临床病理特征决定的，根据现有的研究结果，肿瘤临床病理分期、患者身体健康状况、年龄及性别都是影响预后的重要因素。

（2）肺癌的预后取决于是否能早发现、早诊断、早治疗：如果是非小细胞肺癌，早期接受根治性治疗，预后良好；如果是晚期肺癌，失去手术治疗的机会，只能采用化疗、靶向治疗或者免疫治疗的手段来控制病情的发展。

（三）常用的体检方法

胸部 DR、胸部 CT。

（四）进一步检查项目

1. 实验室检查

（1）血常规。

（2）肝功能、肾功能及其他必要的生化免疫检测等。

（3）凝血功能检测。

（4）肿瘤标志物：NSE、SCC、CYFRA21-1、CEA、proGRP。

（5）7种肺癌相关抗体检测。

（6）细胞学检查：痰脱落细胞学检查、胸腔积液细胞学检查。

2. 影像学检查

胸部CT（当体检方法选用的是"胸部DR"时可进行该检查）。

3. 内镜检查

支气管镜、胸腔镜。

4. 病理学检查

肺穿刺活检。

5. 基因检测

肺癌基因检测。

（五）健康管理

1. 预防

（1）不吸烟，拒绝二手烟。

（2）加强职业接触中的劳动保护。

（3）积极锻炼身体，增强体质。

（4）宜清淡饮食，多吃水果和蔬菜。

（5）定期进行肺部检查。

2. 治疗

（1）药物治疗：包括化疗、分子靶向治疗及免疫治疗。

（2）放疗：包括根治性放疗、姑息性放疗、辅助性放疗和预防性放疗等。

（3）手术治疗：解剖性肺切除术是早中期肺癌的主要治疗手段，也是目前临床治愈肺癌的重要方法。

（4）介入治疗：支气管镜介入治疗。

（5）姑息治疗：目的是缓解症状、减轻痛苦、改善生活质量。

（6）中医药治疗。

七、 肺气肿

（一）医学解释

肺气肿是由各种原因如吸烟、长期暴露于刺激性气体、肺部感染等导致的肺泡壁弹性度变差、肺泡内过度充气、终末细支气管远端的气腔（包括细支气管、肺泡管、肺泡囊和肺泡）持久性过度扩张。分为阻塞性肺气肿、代偿性肺气肿、老年性肺气肿、间质性肺气肿等。其主要症状有咳嗽、咳痰、气短、发绀、呼吸困难，活动后加重。主要体征是桶状胸、呼吸音减弱、干啰音等。

（二）危害及预后

1. 危害

肺气肿在影像上分为小叶中心型、全小叶型、间隔旁、瘢痕旁肺气肿等4种类型。随着病情发展，将导致以下危害的发生。

（1）自发性气胸：肺大疱破裂，空气进入胸膜腔所致。

（2）肺源性心脏病：肺气肿会逐渐导致心脏负担加重，加上心肌缺氧等因素，可诱发右心衰竭。

（3）睡眠呼吸暂停：由于通气降低，引起低氧血症所致。

（4）容易反复发生感染，影响工作和生活。

2. 预后

（1）通过正规治疗可缓解症状，延缓疾病进程。

（2）如未及时接受治疗，随病情进展，可发生呼吸困难，甚至危及生命安全。

（三）常用的体检方法

胸部 DR、胸部 CT。

（四）进一步检查项目

1. 实验室检查

（1）血常规。

（2）生化全套。

（3）肌钙蛋白 I、NT-proBNP。

（4）血气分析。

（5）痰培养 + 药敏。

2. 功能检查

肺功能检查。

3. 影像学检查

胸部 CT（当体检方法选用的是"胸部 DR"时可进行该检查）。

（五）健康管理

1. 预防

（1）积极治疗原发病，预防呼吸道感染。

（2）养成良好生活习惯，均衡营养，戒烟、戒酒，避免吸入环境粉尘、污染气体。

（3）适度运动，增强体质，提高机体抵抗力。

2. 治疗

（1）病因治疗，阻止疾病进展，维护肺功能稳定。

（2）对症治疗：抗感染、祛痰、舒张支气管、应用糖皮质激素等。

（3）纠正水、电解质紊乱。

八、 **肺动脉高压**

（一）医学解释

肺动脉高压是指多种原因所致肺血管结构和（或）功能改变，导致肺动脉压力增高，右心扩张，出现右心衰竭甚至死亡的一组临床综合征。其血流动力学定义指：在海平面、静息状态下，经右心导管检查测定的平均肺动脉压 >20mmHg。其致死率、致残率高，病因复杂，可由多种心、肺或肺血管疾病引起。早期通常无症状，仅在剧烈活动时感到不适，随着肺动脉压力的升高，活动后可逐渐出现呼吸急促、呼吸困难、发绀、易疲倦、胸痛、胸闷、头晕或晕厥、干咳或咯血、下肢水肿等症状。

（二）危害及预后

1. 危害

由于肺动脉的平滑肌增厚、增粗，内膜纤维和中膜的增厚，管腔变狭窄，可能引起右心功能不全，随着病情进展，将会导致以下身体危害。

（1）右心衰竭：由于右心后负荷增加、耗氧量增多及冠状动脉供血减少等，引起心肌缺血，久之会导致右心衰竭。

（2）呼吸困难：肺部气体的交换功能障碍，可引起全身缺氧。

（3）脑供血不足，出现晕厥的症状。

2. 预后

（1）通过规范、合理的治疗与管理，大部分患者的病情可以得到控制，延缓其进展。

（2）严重的肺动脉高压，可突发呼吸困难，甚至出现猝死。

（三）常用的体检方法

胸部 DR、胸部 CT。

（四）进一步检查项目

1. 实验室检查

（1）血常规。

（2）血气分析。

（3）凝血功能、血小板聚集功能、D- 二聚体。

（4）脂蛋白相关磷脂酶 A_2、超敏 CRP。

（5）肌钙蛋白 I 、NT-proBNP。

2. 功能检查

肺功能、心电图检查。

3. 影像学检查

（1）心脏彩超。

（2）胸部 CT（当体检方法选用的是"胸部 DR"时可进行该检查）。

（五）健康管理

1. 预防

（1）避免服用会导致肺动脉高压的减肥药物。

（2）避免摄入过多的动物性脂肪。

（3）加强营养，戒烟、戒酒。

（4）提高免疫力，增强体质，预防肺部感染。

2. 治疗

（1）支持治疗：吸氧、抗凝、利尿和强心。

（2）特异性药物治疗：钙离子通道阻滞剂（calcium channel blocken，CCB）、靶向药物。

（3）手术及介入治疗。

九、 慢性肺源性心脏病

（一）医学解释

慢性肺源性心脏病简称肺心病，是指由支气管—肺组织、胸廓或肺血管病变导致肺血管阻力增加，产生肺动脉高压，继而发生右心室结构和（或）功能改变的疾病。本病发展缓慢，临床上除原有支气管、肺、胸疾病的各种症状和体征外（慢性咳嗽、咳痰、气促、呼吸困难、发绀、颈静脉怒张等），主要是逐步出现肺、心力衰竭及其他器官损害的征象。按其功能分代偿期与失代偿期。

（二）危害及预后

1. 危害

随着病情的发展，可引起以下危害。

（1）肺心脑病：由呼吸衰竭导致缺氧和二氧化碳潴留引起的神经精神障碍所致。

（2）心律失常：常见紊乱性房性心动过速、房性期前收缩、室上性心动过速。

（3）消化道出血：与感染、呼吸衰竭、心力衰竭致胃肠道淤血及长期大剂量使用激素、平喘药物有关。

（4）酸碱失调及水、电解质紊乱。

2. 预后

预后主要取决于能否早诊断、早治疗。

（1）经积极治疗可延长寿命，提高生活质量。

（2）若随肺功能的损害病情逐渐加重，多数预后不良。

（三）常用的体检方法

胸部 DR、胸部 CT。

（四）进一步检查项目

1. 实验室检查

（1）血常规。

（2）生化全套。

（3）血气分析。

（4）肌钙蛋白Ⅰ、NT-proBNP。

（5）血液流变学检查。

（6）痰培养 + 药敏。

2. 功能检查

肺功能、心电图检查。

3. 影像学检查

（1）心脏彩超。

（2）胸部 CT（当体检方法选用的是"胸部 DR"时可进行该检查）。

（五）健康管理

1. 预防

（1）加强营养，戒烟、戒酒，饮食宜清淡、易消化。

（2）注重休息，避免重体力活动。

（3）加强康复锻炼。

（4）预防支气管、肺和肺血管等基础疾病。

（5）预防肺动脉高压。

（6）不定期就诊。

2. 治疗

目的：积极治疗基础病，缓解症状，预防并发症。

（1）抗感染治疗：控制炎症，缓解病情。

（2）抗凝治疗：抗凝药、血管活性药。

（3）溶栓治疗：溶解肺血管内的血栓，改善肺循环血供。

（4）利尿治疗：利尿药，减少血容量。

（5）氧疗：缓解呼吸困难，增加血氧饱和度。

十、　慢性阻塞性肺疾病

（一）医学解释

慢性阻塞性肺疾病简称慢阻肺，是一种常见的、可预防和治疗的慢性气道疾病，其特征是持续存在的气流受限和相应的呼吸系统症状。其病理学改变主要是气道和（或）肺泡异常，通常与显著暴露于有害颗粒或气体相关。遗传易感性、异常的炎症反应以及与肺异常发育等众多的宿主因素参与其发病过程。具体病因及危险因素包括：个体因素（遗传、年龄和性别、肺生长发育、支气管哮喘和气道高反应性等）及环境因素（烟草、燃料烟雾、空气污染、职业性粉尘、感染和慢性支气管炎、社会经济地位等）。常见临床症状有慢性咳嗽、咳痰、气短或呼吸困难、喘息和胸闷等。

（二）危害及预后

1. 危害

该病的特征是持续性气流受阻致肺通气功能障碍。随着病情的发展，肺组织弹性日益减退，肺泡持续扩大，回缩障碍，则残气量增加，肺气肿加重，导致大量肺泡周围的毛细血管受肺泡膨胀的挤压而退化，致使肺毛细血管大量减少，肺泡间的血流量减少，导致生理无效腔气量增大，产生通气与血流比例失调。随着病情进展，会产生以下危害。

（1）肺心病：由于慢阻肺导致右心结构改变或长期缺氧所致。

（2）呼吸衰竭。

（3）自发性气胸。

（4）致残：由于长期卧床，下肢活动受到限制，易产生下肢深静脉血栓，最终致残。

（5）由于经常发病，劳动耐力下降，活动受限，生活自理能力下降，影响生活质量。

2. 预后

（1）通过规范合理的治疗与管理，大部分患者可以得到控制，延缓病情进展。

（2）部分病人会发生病情反复及加重的可能。

（三）常用的体检方法

胸部 DR、胸部 CT。

（四）进一步检查项目

1. 实验室检查

（1）血常规。

（2）血气分析。

（3）肌钙蛋白Ⅰ、NT-proBNP。

2. 功能检查

肺功能、心电图检查。

3. 影像学检查

（1）心脏彩超。

（2）胸部 CT（当体检方法选用的是"胸部 DR"时可进行该检查）。

（五）健康管理

1. 预防

（1）做好职业防护（特别是从事接触有害气体、粉尘作业时），避免肺组织受到损害。

（2）戒烟、戒酒。

（3）加强体育锻炼，增强体质，提高免疫力。

（4）早发现、早诊断、早治疗，减缓肺部损害。

2. 治疗

目的：改善患者的呼吸，预防感染。

（1）控制感染：合理使用抗感染药物。

（2）规范用药：支气管扩张剂、糖皮质激素、祛痰药。

（3）呼吸康复治疗：减轻患者呼吸困难症状、提高运动耐力、改善生活质量、减轻焦虑和抑郁症状。

（4）家庭氧疗。

十一、 肺大疱

（一）医学解释

肺大疱是指由于各种原因导致肺泡腔内压力升高，肺泡壁破裂，互相融合，在肺组织中形成直径 > 1cm 的含气囊腔。肺大疱可由先天基因异常引起，也可继发于小支气管的炎性病变，如肺炎、肺结核和肺气肿。肺大疱有单发也有多发，继发于肺炎或肺结核者常为单发，继发于肺气肿者常为多发。较小的、数目少的肺大疱可无明显症状，仅在胸片或 CT 检查时发现。有些肺大疱可经多年无改变，部分可逐渐增大或在其他部位出现新的肺大疱，可使肺功能发生障碍并逐渐出现症状。体积大或多发性的肺大疱，可有胸闷、气短等症状，少数肺大疱病人有咯血和胸痛。

（二）危害及预后

1. 危害

较小的、数目少的肺大疱危害不大，但如有合并呼吸道感染，可能出现以下危害。

（1）出现肺功能障碍，呼吸困难。

（2）出现胸闷、气短、胸痛。

（3）反复破裂会导致气胸、血气胸发生。

（4）继发感染。

2. 预后

（1）较小的、数目少的肺大疱一般不需要治疗，预后良好。

（2）若无明显原发病及继发感染，通过手术治疗预后良好。

（三）常用的体检方法

胸部 DR、胸部 CT。

（四）进一步检查项目

1. 实验室检查

血常规。

2. 功能检查

肺功能检查。

3. 影像学检查

胸部 CT（当体检方法选用的是"胸部 DR"时可进行该检查）

（五）健康管理

1. 预防

（1）积极治疗原发病，防治各种慢性肺部疾病，如慢性支气管炎、尘肺、肺结核等。

（2）避免接触高危因素，如吸烟、粉尘。

（3）不要进行剧烈的运动。

（4）提高自身免疫力，锻炼肺功能。

（5）定期体检。

2. 治疗

目的：减轻紧张情绪，缓解缺氧症状。

（1）无症状者无需治疗。

（2）有感染或造成气胸、血气胸时需要及时治疗。

（3）药物治疗：有原发病的则针对病因进行治疗。

（4）严重者可行手术治疗（胸腔镜下楔形切除肺大疱）。

十二、 肺结节

（一）医学解释

肺结节是指肺部影像学表现为直径 ≤ 3cm 的局灶性、类圆形、密度增高的实性或亚实性肺部阴影，可为孤立性或多发性，不伴肺不张、肺门淋巴结肿大及胸腔积液。常见的肺结节有实性结节、部分实性结节和纯磨玻璃结节。肺结节的形成主要与大气污染、吸烟、肺部感染、特殊职业（与粉尘接触）、不良情绪及遗传因素有关。多发肺结节常表现为单一肺结节伴有一个或多个小结节，一般认为有 10 个以上的弥漫性肺结节，多为恶性肿瘤转移或良性病变（感染性因素）导致的炎症性疾病所致。通常将结节直径 < 0.5cm 者定义为微小结节，直径为 0.5~1.0cm 者定义为小结节。肺结节一般没有明显的临床症状。

（二）危害及预后

肺结节有少部分可能会发展成肺癌，不同类型的肺结节其危害及预后不同，复查、追踪及进一步检查是关键。

（三）常用的体检方法

胸部 CT。

（四）进一步检查项目

1. 复查时间

（1）实性结节：①≤ 0.4cm 的，12 个月复查胸部 CT；②> 0.4cm 且≤ 0.6cm 的，6~12、18~24 个月复查胸部 CT；③> 0.6cm 且 < 0.8cm 的，3~6、9~12、24 个月复查胸部 CT；④≥ 0.8cm 的，行增强 CT 或 PET-CT 检查，若高度可疑恶性，应进行非手术活检或外科切除。

（2）部分实性结节：①≤ 0.8cm 的，3、6、12、24 个月复查胸部 CT，无变化者随后转为年度胸部 CT 复查；②> 0.8cm 的，3 个月复查胸部 CT，若结节持续存在，随后建议行 PET-CT、非手术活检和（或）手术切除。

（3）纯磨玻璃结节：①≤ 0.5cm 的，6 个月复查胸部 CT，随后行年度胸部 CT 随访；②＞ 0.5cm 且≤ 1cm 的，3 个月复查胸部 CT，若无变化则年度胸部 CT 随访；③＞ 1cm 的，需考虑非手术活检和（或）手术切除。

2. 实验室检查

（1）肺癌 7 项自身抗体检测：若有一项或多项阳性，则肺癌的风险进一步提高。

（2）肿瘤标志物：NSE、CYFRA21-1、CEA、SCC、proGRP，若有一项或多项阳性，则肺癌的风险进一步提高。

3. 影像学检查

PET-CT。

4. 病理学检查

非手术活检（气管镜）、手术活检（胸腔镜）等。

（五）健康管理

1. 预防

（1）改变不良的生活方式，如戒烟，拒绝二手烟，拒绝厨房油烟。

（2）加强身体锻炼，增强体质，减少感冒等呼吸道疾病的发生。一旦有肺部感染，一定要根治。

（3）特殊职业（与粉尘接触）的工作人员一定要做好个人防护，尽量减少与粉尘的接触。

（4）保持良好的情绪及乐观的心态。

2. 治疗

（1）由于肺结节一般都没有临床症状，基本是在体检时发现，所以发现肺结节后，根据结节的不同类型进行复查和进一步检查就显得尤为重要，一旦超出该类型结节大小的复查随访上限，应及时进行活检或外科切除。

（2）病因治疗：抗结核、抗感染、抗真菌等药物治疗。

（3）中医中药治疗。

十三、　肺纹理增多

（一）医学解释

肺纹理增多（强、粗）是影像检查的结论描述，在正常充气的肺野上，可见自肺门向外放射分布的树枝状影。在正位胸片上，肺纹理表现为自肺门向肺野中、外带延伸，逐渐变细至肺野外围，由肺动脉、肺静脉等组成，其中主要是肺动脉分支，支气管、淋巴管及少量间质组织也参与肺纹理的形成。引起肺纹理增多的原因很多，有病理性增多：主要见于慢性支气管炎、支气管扩张、风湿性心脏病、先天性心脏病、尘肺、癌性淋巴管炎等；生理性增多：主要见于老年人（老年人肺间质相对较丰富，在 X 线胸片上显示肺纹理增多）和肥胖者（由于体质肥胖，皮下脂肪增多，导致 X 线吸收增加，从而造成胸片上肺纹理增多的假象）。

（二）危害及预后

1. 危害

肺纹理增多大多与长期吸烟、接触粉尘等有关，导致呼吸系统、心血管系统、淋巴系统疾病。随着病情的发展可导致如下危害。

（1）支气管炎、支气管扩张。

（2）慢性咳嗽。

2. 预后

（1）取决于引起肺纹理增多的原因，有部分可以恢复。

（2）如果治疗不及时可能造成永久性损害。

（三）常用的体检方法

胸部 DR。

（四）进一步检查项目

1. 实验室检查

（1）血常规。

（2）生化全套。

（3）肿瘤标志物：NSE、CYFRA21-1、SCC、胃泌素释放肽前体。

（4）痰培养 + 药敏。

2. 功能检查

肺功能、心电图检查。

3. 影像学检查

（1）心脏彩超。

（2）胸部 CT。

（五）健康管理

1. 预防

（1）加强锻炼，增强免疫力。

（2）戒烟、戒酒，饮食宜清淡、易消化。

（3）预防上呼吸道感染性疾病。

2. 治疗

目的：积极治疗基础病，缓解症状，预防并发症。

（1）病因治疗，控制炎症，缓解病情。

（2）对症治疗（保持呼吸道通畅）。

（3）中医治疗。

十四、　细胞角蛋白 19 片段增高

（一）医学解释

细胞角蛋白 19 片段（CYFRA21-1）是非小细胞肺癌的首选标志物之一，特别是鳞状细胞癌，具有辅助诊断价值。但 CYFRA21-1 不是器官特异性的

蛋白，其主要分布于富含上皮细胞的组织或器官，如肺、乳腺、膀胱、肠道、子宫等，当这些组织发生恶变时，血液中的 CYFRA21-1 水平可见升高。

（二）进一步检查项目

1. 实验室检查

（1）肿瘤标志物：SCC、NSE、proGRP、CEA、CA15-3、CA242、CA125。

（2）肺癌 7 项自身抗体检测。

2. 影像学检查

（1）全腹彩超、乳腺（女）彩超。

（2）胸部 CT。

3. 内镜检查

胃镜、肠镜。

十五、 神经元特异性烯醇化酶增高

（一）医学解释

正常人群和良性疾病患者中，神经元特异性烯醇化酶（NSE）水平很低，而在患有神经内分泌分化的恶性肿瘤的患者中 NSE 水平增高，在患小细胞肺癌和神经母细胞瘤的患者中尤为明显。NSE 是目前公认的小细胞肺癌高特异性和高敏感性的肿瘤标志物。此外，NSE 在嗜铬细胞瘤、胰岛细胞瘤、甲状腺髓样癌及黑色素瘤等肿瘤中也可升高。

（二）进一步检查项目

1. 实验室检查

肺癌 7 项自身抗体检测。

2. 影像学检查

（1）甲状腺彩超、全腹彩超。

（2）胸部 CT、全腹 CT。

十六、　鳞状上皮细胞癌抗原增高

（一）医学解释

鳞状上皮细胞癌抗原（SCC），在正常组织和血清中含量极微，而在鳞状细胞癌患者的血清中明显升高，是鳞状上皮细胞癌的特异性较好的肿瘤标志物。升高主要见于：宫颈鳞癌、肺鳞癌、食管鳞癌。其他一些良性疾病如：表皮过度角化的皮肤疾病、子宫内膜异位症、肺炎、结核、肝炎、肝硬化及肾衰竭等，SCC 也会有不同程度的升高。

（二）进一步检查项目

1. 实验室检查

（1）肝功能全套。

（2）肾功能全套。

（3）肺癌 7 项自身抗体检测。

（4）妇科、液基薄层细胞学检查（thinprep cytology test，TCT）、HPV。

2. 影像学检查

（1）全腹彩超、经阴道彩超。

（2）胸部 CT。

3. 内镜检查

胃镜。

十七、 胃泌素释放肽前体增高

（一）医学解释

胃泌素释放肽前体（proGRP）可由小细胞肺癌（small cell lung carcinoma，SCLS）肿瘤细胞分泌，是 SCLS 的重要血清诊断标志物，其特异性和敏感性均高于其他肺癌相关指标如 NSE 和 CYFRA21-1 等，在 SCLS 的诊断、复发转移判断、疗效监测及预后评价中有重要的指导价值。此外 proGRP 增高还见于：慢性肾炎、其他神经内分泌源性肿瘤，如类癌、具有神经内分泌特征的肺未分化大细胞癌、甲状腺髓样癌，以及具有神经内分泌特征的亚群雄激素非依赖性前列腺癌等。

（二）进一步检查项目

1. 实验室检查

（1）尿常规。

（2）肾功能全套。

（3）甲状腺功能检测。

（4）肿瘤标志物：NSE、CYFRA21-1、SCC、CEA、PSA、FPSA。

（5）肺癌 7 项自身抗体检测。

2. 影像学检查

（1）甲状腺彩超、全腹彩超。

（2）胸部 CT。

（3）甲状腺磁共振成像（magnetic resonance imaging，MRI）、前列腺MRI、肾脏 MRI。

十八、　P53 自身抗体增高

（一）医学解释

P53 是最早发现的抑癌基因之一，P53 蛋白能调节细胞周期及避免细胞癌变的发生。在许多癌症病例中，P53 基因突变导致的 P53 蛋白失活是癌症产生的一个重要步骤，P53 蛋白是肺癌的发生、发展中最重要的蛋白之一。P53 自身抗体阳性，说明体内有异常增殖的细胞，即不受限制生长的细胞，提示可能有肺癌或癌前病变。

（二）进一步检查项目

1. 实验室检查

（1）肿瘤标志物：NSE、CYFRA21-1、SCC。

（2）其他肺癌自身抗体检测：PGP9.5 自身抗体、SOX2 自身抗体、GAGE7 自身抗体、GBU4-5 自身抗体、MAGE A1 自身抗体、CAGE 自身抗体。

2. 影像学检查

胸部 CT。

十九、 PGP9.5 自身抗体增高

（一）医学解释

PGP9.5 是一种去泛素化水解酶，通过控制蛋白的水解来调节细胞周期，如果 PGP9.5 水解酶异常，将会促进未分化的体细胞无序生长和繁殖，也就是促进正常细胞向癌细胞转变，促进癌细胞的生长。PGP9.5 自身抗体阳性，说明体内有异常水解蛋白，会促进正常细胞向癌细胞转变，提示可能有肺癌或癌前病变。

（二）进一步检查项目

1. 实验室检查

（1）肿瘤标志物：NSE、CYFRA21-1、SCC。

（2）其他肺癌自身抗体检测：P53 自身抗体 、SOX2 自身抗体、GAGE7 自身抗体、GBU4-5 自身抗体、MAGE A1 自身抗体、CAGE 自身抗体。

2. 影像学检查

胸部 CT。

二十、 SOX2 自身抗体增高

（一）医学解释

SOX2 是一种转录因子，通过控制 DNA 到 RNA 的信息转录过程来调节细胞的生长与分化，如果 SOX2 转录因子异常，将会促进肺癌细胞的生存、增殖和转移。SOX2 自身抗体阳性，说明体内出现了转录异常的细胞，提示可能有肺癌或癌前病变。

（二）进一步检查项目

1. 实验室检查

（1）肿瘤标志物：NSE、CYFRA21-1、SCC。

（2）其他肺癌自身抗体检测：P53 自身抗体 、PGP9.5 自身抗体增高、GAGE7 自身抗体、GBU4-5 自身抗体、MAGE A1 自身抗体、CAGE 自身抗体。

2. 影像学检查

胸部 CT。

二十一、 GAGE7 自身抗体增高

（一）医学解释

GAGE7 是一种生长因子，该生长因子异常将会促进肿瘤细胞的生存、增殖和转移。GAGE7 自身抗体阳性，说明体内出现了异常增殖的细胞，提示可能有肺癌或癌前病变。

（二）进一步检查项目

1. 实验室检查

（1）肿瘤标志物：NSE、CYFRA21-1、SCC。

（2）其他肺癌自身抗体检测：P53 自身抗体 、PGP9.5 自身抗体增高、SOX2 自身抗体、GBU4-5 自身抗体、MAGE A1 自身抗体、CAGE 自身抗体。

2. 影像学检查

胸部 CT。

二十二、GBU4-5 自身抗体增高

（一）医学解释

GBU4-5 是一种 RNA 解旋酶，它在 DNA 信息翻译成蛋白质的过程中起重要作用。如果 GBU4-5 解旋酶异常将会导致遗传信息的错误翻译，导致正常细胞癌变。GBU4-5 自身抗体阳性说明体内出现了基因不稳定的异常细胞，提示可能有肺癌或癌前病变。

（二）进一步检查项目

1. 实验室检查

（1）肿瘤标志物：NSE、CYFRA21-1、SCC。

（2）其他肺癌自身抗体检测：P53 自身抗体、PGP9.5 自身抗体增高、SOX2 自身抗体、GAGE7 自身抗体、MAGE A1 自身抗体、CAGE 自身抗体。

2. 影像学检查

胸部 CT。

二十三、MAGE A1 自身抗体增高

（一）医学解释

MAGE A1 是一种生长因子，若该生长因子异常，将抑制肿瘤细胞凋亡

且促进肿瘤细胞增殖转移，此外 MAGE A1 还能通过调节启动子的甲基化而控制转录。如果 MAGE A1 生长因子异常，将会促进肿瘤细胞的生存、增殖和转移。MAGE A1 自身抗体阳性说明体内出现了异常增殖的细胞，提示可能有肺癌或癌前病变。

（二）进一步检查项目

1. 实验室检查

（1）肿瘤标志物：NSE、CYFRA21-1、SCC。

（2）其他肺癌自身抗体检测：P53 自身抗体 、PGP9.5 自身抗体增高、SOX2 自身抗体、GAGE7 自身抗体、GBU4-5 自身抗体、CAGE 自身抗体。

2. 影像学检查

胸部 CT。

二十四、 CAGE 自身抗体增高

（一）医学解释

CAGE 是一种生长因子，若该生长因子异常，将抑制肿瘤细胞凋亡并促进肿瘤细胞的生存、增殖和转移。CAGE 自身抗体阳性说明体内出现了异常增殖的细胞，提示可能有肺癌或癌前病变。

（二）进一步检查项目

1. 实验室检查

（1）肿瘤标志物：NSE、CYFRA21-1、SCC。

（2）其他肺癌自身抗体检测：P53 自身抗体 、PGP9.5 自身抗体增高、SOX2 自身抗体、GAGE7 自身抗体、GBU4-5 自身抗体、MAGE A1 自身抗体。

2. 影像学检查

胸部 CT。

第二章　循环系统

　高血压

（一）医学解释

高血压是以体循环动脉压升高为主要临床表现的心血管综合征。在未使用降压药物情况下，非同日3次测量诊室血压，收缩压≥140mmHg和（或）舒张压≥90mmHg即可诊断为高血压。收缩压≥140mmHg，舒张压＜90mmHg为单纯性收缩期高血压。根据血压升高的水平，将高血压分为1~3级。1级高血压（轻度）：收缩压140~159mmHg和（或）舒张压90~99mmHg；2级高血压（中度）：收缩压160~179mmHg和（或）舒张压100~109mmHg；3级高血压（重度）：收缩压≥180mmHg和（或）舒张压≥110mmHg。曾明确诊断高血压且正在接受降压药物治疗者，血压虽低于140/90mmHg，仍应诊断为高血压。高血压的形成与遗传、饮食习惯、精神应激、吸烟及肥胖等因素有关。常见症状有头晕、头痛、颈项板紧、疲劳、心悸等。

（二）危害及预后

1. 危害

高血压可分为原发性和继发性高血压，原发性高血压又称高血压病，是心脑血管疾病最重要的危险因素，长期高血压可破坏血管内皮细胞导致其功能障碍，并使动脉壁／腔比值增加和管腔内径缩小导致重要靶器官如心、脑、肾组织缺血。高血压还可促进动脉粥样硬化的形成和发展。具体来说，高血压可引起以下并发症。

（1）心脏疾病：心肌梗死、心绞痛、冠状动脉血运重建、慢性心力衰竭。

（2）脑血管疾病：脑出血、缺血性脑梗死、短暂性脑缺血发作。

（3）肾脏疾病：肾功能受损、慢性肾衰竭。

（4）视网膜：出血、渗出、视盘水肿。

2. 预后

高血压的预后不仅与血压水平相关，而且与是否合并其他心血管危险因素以及靶器官损害程度有关。预后还取决于患者是不是能够严格控制好血压，让并发症不发生或者延缓发生。血压越高预后越差。

（三）常用的体检方法

测量血压。

（四）进一步检查项目

1. 实验室检查

（1）常规检查：血常规、尿常规。

（2）生化全套。

（3）肌钙蛋白Ⅰ。

（4）血同型半胱氨酸、脂蛋白（a）、神经酰胺。

（5）Lp-PLA2、MPO、hs-CRP、D- 二聚体。

（6）NT-proBNP。

（7）胱抑素 C、尿微量白蛋白、尿白蛋白 / 肌酐比值。

（8）糖化血红蛋白。

（9）高血压四项。

2. 功能检查

心电图、24 小时动态血压、眼底照相、血管弹性度检测、人体成分分析。

3. 影像学检查

（1）心脏彩超、颈部血管彩超、肾脏彩超。

（2）颅脑 CT、胸部 CT、肾上腺 CT、冠状动脉 CT 血管成像（CTA）。

4. 其他检查

冠状动脉钙化积分。

（五）健康管理

1. 预防

（1）饮食：减少钠盐摄入、补充钾盐，多吃新鲜蔬菜和水果，减少食用油的摄入，少吃肥肉和动物内脏。

（2）适量运动：运动有利于减轻体重和改善胰岛素抵抗，提高心血管调节适应能力，稳定血压水平。

（3）戒烟、戒酒。

（4）减轻精神压力，保持心态平衡。

（5）减肥，有助于预防高血压。

2. 治疗

目的：减少高血压患者心脑血管疾病的发生率和死亡率。

（1）血压控制的目标值。

●无合并症的一般高血压患者：＜ 140/90mmHg，如能耐受，可进一步降至＜ 130/80mmHg。

●老年高血压患者：65~79 岁老年人＜ 140/90mmHg，如能耐受，可进一步降至＜ 130/80mmHg。≥ 80 岁高龄老年人＜ 150/90mmHg。

●合并冠心病患者：如能耐受，可降至＜ 130/80mmHg。

●合并心力衰竭患者：降至治疗目标＜ 130/80mmHg。

●合并糖尿病患者：降至控制目标＜ 130/80mmHg。

●合并肾脏疾病患者：无蛋白尿的 CKD 患者，血压控制目标为＜ 140/90mmHg，如能耐受，可降至＜ 130/80mmHg。有蛋白尿的 CKD 患者，血压控制目标为＜ 130/80mmHg。

●合并外周血管疾病患者：＜ 140/90mmHg，同时合并糖尿病、CKD 的患者，如能耐受，血压应控制在 130/80mmHg 以下。

（2）使用降压药应遵循以下 4 项原则：小剂量、优先选择长效制剂、联合用药、个性化用药。

二、 冠心病

（一）医学解释

冠状动脉粥样硬化性心脏病，简称冠心病，是由于心脏冠状动脉粥样硬化或冠状动脉痉挛引起冠状动脉狭窄或闭塞，进而导致心肌缺血缺氧或坏死而引起的心脏病。其分型有：隐匿型或无症状性冠心病、心绞痛、心肌梗死、缺血性心肌病、猝死。高血压病、高脂血症、糖尿病、吸烟、肥胖等均是其发病的主要因素。临床上可导致心绞痛、心肌梗死、心律失常、心力衰竭等。

（二）危害及预后

1. 危害

该病是在动脉粥样硬化导致器官病变中最常见的，严重影响人类健康，多发于 40 岁以上成人，男性发病早于女性。当冠状动脉的供血与心肌的需血之间发生矛盾，冠状动脉血流量不能满足心肌代谢的需要，就可引起心肌缺血、缺氧。暂时的缺血、缺氧引起心绞痛，而持续严重的心肌缺血可引起心肌坏死，即为心肌梗死。随着病情的发展，常给患者带来身体的危害。

（1）生活质量影响：因心肌缺血、缺氧，可出现胸痛、呼吸困难、心悸等症状。严重者日常生活受到影响，轻微体力活动就会出现心绞痛等症状。

（2）心功能不全：由于心肌缺血、缺氧，导致患者出现心律失常，严重时可导致心脏功能下降，甚至出现心力衰竭。

（3）猝死：当患者在饱食、情绪过于激动、重体力活动、过度劳累、用力排便等情况下，均可能会诱发冠脉斑块的破裂，导致血栓堵塞血管，心肌血流供应突然停止，心肌无法供氧，发生急性心肌梗死，进而出现猝死。

2. 预后

（1）如果没有及时接受正规的治疗，冠状动脉狭窄的程度逐渐增加，易引发心力衰竭，最终可能导致心肌梗死的发生。

（2）如果及时接受正规的治疗，症状得到改善，生活质量得到提高，寿命可延长。

（三）常用的体检方法

胸部 DR、胸部 CT。

（四）进一步检查项目

1. 实验室检查

（1）血常规。

（2）生化全套。

（3）肌钙蛋白 I。

（4）脂蛋白（a）、血同型半胱氨酸。

（5）Lp-PLA2、MPO、hs-CRP、D- 二聚体。

（6）血液流变学、血小板聚集功能。

2. 功能检查

心电图、动态心电图、血管弹性度检测。

3. 影像学检查

（1）心脏彩超、颈部血管彩超。

（2）胸部 CT（当体检方法选用的是"胸部 DR"时可进行该检查）。

4. 其他检查

冠状动脉 CTA+ 钙化积分。

（五）健康管理

1. 预防

（1）控制血脂：合理膳食，主要是控制总胆固醇及低密度脂蛋白（控制目标：LDL-C < 1.8mmol/L）。

（2）控制血压：血压应维持在 140/90mmHg 以下，如能耐受，可降至130/80mmHg。

（3）控制血糖：在正常范围。

（4）控制体重，戒烟、戒酒，增强体力活动。

（5）定期健康体检。

2. 治疗

目的：缓解症状、预防心血管事件。

（1）药物治疗：常用硝酸甘油、阿司匹林、低分子量肝素、阿托伐他汀等。

（2）手术治疗：经皮冠状动脉介入治疗或冠状动脉旁路移植术。

（3）对症支持疗法。

三、 主动脉粥样硬化

（一）医学解释

主动脉粥样硬化是胸部影像检查所描述，其特点是受累动脉的病变从内膜开始，先后有脂质积聚、纤维组织增生和钙质沉着，并有动脉中层的逐渐退变和钙化，在此基础上继发斑块内出血、斑块破裂及局部血栓形成。其危险因素主要有：年龄、性别、血脂异常、高血压、吸烟、糖尿病、肥胖及家族史等。其主要临床表现是血压的变化，即收缩压升高，舒张压降低，脉压增大，常见于老年人。本病发展到一定程度，尤其是有器官明显病变时诊断并不困难，但单独一项影像学检查不能做出诊断。

（二）危害及预后

1. 危害

该病主要是由于脂质沉积，以及相应的炎症性变化，引起血管出现粥样硬化，其脂质比较多、斑块不稳定，可能发生斑块破裂。随着病情变化及进一步发展，常给患者带来以下身体危害。

（1）引起管腔狭窄，甚至闭塞，导致缺血的改变。

（2）可出现主动脉夹层分离，或有血压的改变（收缩压升高，舒张压降低，脉压增大）。

（3）合并冠状动脉粥样硬化、肾动脉粥样硬化。

（4）合并颅脑动脉粥样硬化。

（5）合并肠系膜动脉粥样硬化，可引起消化不良、肠道张力减低、便秘和腹痛等症状。

（6）合并四肢动脉粥样硬化，以下肢动脉多见。

2. 预后

（1）因病变部位、病变程度、受累器官和有无并发症的不同，预后也不同。

（2）病变涉及心、脑、肾等重要脏器动脉则预后不良。

（三）常用的体检方法

胸部 DR、胸部 CT。

（四）进一步检查项目

1. 实验室检查

（1）血常规。

（2）生化全套。

（3）脂蛋白（a）、血同型半胱氨酸。

（4）Lp-PLA2、MPO、hs-CRP。

（5）凝血四项、血小板聚集功能、D- 二聚体。

2. 功能检查

心电图、动态心电图、动态血压、血管弹性度检测。

3. 影像学检查

（1）心脏彩超、腹部彩超、颈部血管彩超。

（2）冠状动脉 CTA、胸部 CT（当体检方法选用的是"胸部 DR"时可进行该检查）。

（3）颅脑磁共振血管成像（magnetic resonance angiography，MRA）。

（五）健康管理

1. 预防

（1）积极控制基础疾病如高血压、糖尿病、血脂异常、肥胖。

（2）日常注意清淡饮食：进食低盐、低糖、低胆固醇食物，应保证摄入足够的营养，多吃蔬菜及水果，避免辛辣刺激食物。

（3）戒烟、戒酒。

（4）适度参加锻炼，增强体质，提高机体抵抗力，降低患病风险。

（5）生活有规律，保持乐观愉快的情绪，避免过度劳累和情绪激动，劳逸结合，保证充足睡眠。

（6）定期健康体检。

2. 治疗

（1）降脂药物：他汀类药物。

（2）抗血小板药物：抗血小板黏附和聚集，防止血栓形成，有利于防止血管阻塞性病变发生、发展，如：阿司匹林、西洛他唑。

（3）溶栓和抗凝药物：溶栓药适应于动脉内形成血栓，导致管腔狭窄和阻塞的患者，如：链激酶、阿替普酶。抗凝药如低分子量肝素及华法林。

（4）改善心功能的药物。

（5）对症支持治疗。

四、 T 波改变

（一）医学解释

T 波为心室肌复极过程中未被抵消的心室复极电位差。根据 T 波的极性、形态可分为倒置、直立、双相和低平；根据与心室除极的关系可分为原发性 T 波改变、继发性 T 波改变、电张调整性 T 波改变；根据病变性质可分为器质性（病理性）T 波改变、良性（功能性）T 波改变。T 波改变可见于心肌缺血、心肌炎症、心肌纤维退行性变、心脏自主神经功能紊乱、血电解质紊乱、过度疲劳、精神紧张等。临床上可出现胸闷、气促、心悸、胸痛（部分还可出现明显的心前区不适及疼痛感）、肢体发麻等症状，需结合临床进行综合评估。

（二）危害和预后

1. 危害

随着 T 波改变的出现，对身体会产生以下影响。

（1）可能会发生急性心肌缺血。

（2）可能会经常出现胸闷、胸痛、心慌气短、恶心呕吐、腹胀腹泻或头晕。

2. 预后

T波改变是否能够恢复，与引起T波改变的原因有一定的关系。

（1）生理性原因如经常劳累、熬夜、精神压力过大、紧张焦虑等所导致的T波改变，经过生活方式的干预及合理治疗后，一般可以恢复到正常。

（2）心脏器质性疾病引起的T波改变，如冠心病等经血运重建或应用药物后可能会有所改善，但也可能遗留T波低平、倒置。

（三）常用的体检方法

心电图检查。

（四）进一步检查项目

1. 实验室检查

（1）血常规。

（2）生化全套。

（3）肌钙蛋白 I 。

2. 功能检查

动态心电图、运动平板试验。

3. 影像学检查

（1）心脏彩超。

（2）冠状动脉 CTA+ 钙化积分。

（五）健康管理

1. 预防

（1）坚持健康的生活方式，消除精神紧张、情绪激动、过度疲劳、焦虑等诱因。

（2）控制血脂、血糖。

（3）调整饮食结构，饮食宜清淡、少油低盐，增加水果、蔬菜，避免辛辣刺激性饮食。戒烟、戒酒，避免饮用浓茶和咖啡等。

（4）适度运动，增强体质。

（5）应积极治疗原发病。

2. 治疗

（1）应针对不同病因进行治疗。

（2）对症治疗（可选择阿司匹林、阿托伐他汀等）。

五、 房室传导阻滞

（一）医学解释

心脏传导阻滞是由解剖或功能失常造成的永久性或暂时性冲动传导障碍，可发生于心脏传导系统的任何水平。如发生在心房与心室之间，则称为房室阻滞，即房室交界区脱离了生理不应期后，心房冲动传导延迟或不能传导至心室。按照传导阻滞的严重程度，通常将其分为三度：一度阻滞的传导时间延长，但全部冲动仍能传导；二度阻滞分Ⅰ型和Ⅱ型，Ⅰ型阻滞表现为传导时间进行性延长，直至一次冲动不能传导；Ⅱ型阻滞表现为间歇出现的传导阻滞；三度阻滞又称完全性阻滞，全部冲动均不能被传导。

（二）危害和预后

1. 危害

房室传导阻滞的危害，是根据房室传导阻滞的类型予以判定的。

（1）一度房室传导阻滞的传导时间延长，但全部冲动仍能传导，一般不会引起症状。

（2）P-R间期过度延长（持续延长大于0.35秒），可能引起血流动力学改变，心室有效充盈期显著缩短，引起二尖瓣反流或心功能不全。

（3）二度房室传导阻滞是心脏房室传导系统异常，常由心肌缺血、心肌梗死、心肌炎、心肌病、电解质紊乱、药物中毒等因素所致，偶尔也可为生理性因素所致。严重的二度（即Ⅱ型）房室传导阻滞如心室率显著变缓，可伴有明显症状如晕厥、意识丧失等。

（4）三度房室传导阻滞是指全部的心房激动都不能传导至心室，且心房率快于心室率，常见于各种原因的心肌炎、风湿性心脏病、急性心肌梗死、药物不良反应、特发性传导系统纤维化、退行性病变（即老化），常可感到疲倦、乏力、头晕、晕厥、心绞痛、心力衰竭、胸闷、气促及活动受限，是一种严重而又危险的心律失常。

2. 预后

（1）如果及时接受治疗，急性或可逆的房室传导阻滞通常是可以恢复的。

（2）如果没有及时接受治疗，心律不能维持在适当水平，可导致生活和工作受到影响，甚至危害生命。

（三）常用的体检方法

心电图检查。

（四）进一步检查项目

1. 实验室检查

（1）血常规。

（2）生化全套。

（3）肌钙蛋白 I 。

（4）凝血四项、血小板聚集功能检测。

2. 功能检查

动态心电图。

3. 影像学检查

（1）心脏彩超。

（2）冠状动脉 CTA+ 钙化积分。

（五）健康管理

1. 预防

（1）坚持健康的生活方式，消除精神紧张、情绪激动、过度疲劳、焦虑等诱因。

（2）控制血脂、血糖。

（3）调整饮食结构，饮食宜清淡、少油低盐，增加水果、蔬菜，避免辛辣刺激性饮食，避免吸烟、饮酒、饮用浓茶和咖啡等。

（4）适度运动，增强体质。

（5）应积极治疗原发病。

2. 治疗

（1）应针对不同病因进行治疗。

（2）一度阻滞与二度（Ⅰ型）阻滞心室率尚可者，无需特殊治疗；若P-R间期过度延长，影响心功能者，需进行起搏治疗。

（3）二度（Ⅱ型）与三度房室传导阻滞如出现心室率显著变缓，伴有明显症状或血流动力学障碍，应给予起搏治疗。

（4）对症治疗。

六、 室性心动过速

（一）医学解释

室性心动过速（简称室速）是指起源于希氏束分支以下的特殊传导系统或者心室肌的连续3个或3个以上的异位心搏。其临床症状视发作时心室率、持续时间、基础心脏病变和心功能状况不同而异。非持续性室速（发作时间短于 30 秒，能自行终止）通常无症状。持续性室速（发作时间超过 30 秒，需药物或电复律才能终止）常伴有明显血流动力学障碍与心肌缺血。临床可分为生理性室性心动过速，如跑步、饮酒、重体力劳动及情绪激动时心率加快等和病理性室性心动过速，如高热、贫血、甲状腺功能亢进（简称甲亢）、出血、疼痛、缺氧、心力衰竭和心肌病等。其症状还包括低血压、少尿、气促、心绞痛、晕厥等。

（二）危害及预后

1. 危害

该病是心律失常的一种类型，可发生于各种患器质性心脏病的病人，最常见为：冠心病、心肌病、心力衰竭、二尖瓣脱垂、心瓣膜病、代谢障碍、电解质紊乱等。发生在无器质性（无结构性改变）心脏疾病者为特发性室速。随着病情的发展，会对患者身体产生以下危害。

（1）威胁生命：由于病情发作时，心率可达 100~250 次 / 分，多数为 140~200 次 / 分，若持续时间长，可出现血压下降、头晕、心悸、呼吸困难、心绞痛等症状，甚至恶化为心室颤动、心搏骤停。

（2）引起肺水肿：由于肺脏内血管和存在于组织的液体交换功能出现障碍，从而导致肺部含水量增加，临床上会出现呼吸困难、端坐呼吸、发绀、大汗淋漓、阵发性咳嗽、伴大量白色泡沫痰等。

（3）可诱发心功能下降：由于心输出量的显著减少，从而导致严重的急性周围衰竭、心源性休克。

（4）诱发心力衰竭：可出现左心或右心衰竭。

2. 预后

（1）在积极去除病因及诱发因素后，一般可恢复正常。

（2）对于有器质性心脏病的室性心动过速，预后比较差，要及时控制原发病。

（三）常用的体检方法

心电图检查。

（四）进一步检查项目

1. 实验室检查

（1）血常规。

（2）生化全套。

（3）肌钙蛋白 I 、NT-proBNP。

（4）风湿三项。

（5）甲状腺功能检测。

2. 内科普检

心脏听诊。

3. 功能检查

动态心电图、电生理检查。

4. 影像学检查

（1）心脏彩超。

（2）胸部 CT、冠状动脉 CTA+ 钙化积分。

（五）健康管理

1. 预防

（1）积极治疗和控制原发病：如甲亢、冠心病、心肌病、风湿性心脏病。

（2）保持良好心情，避免精神紧张。

（3）养成良好的生活习惯，戒烟、戒酒、减少咖啡的摄入。

（4）调整饮食结构，饮食宜清淡、少油低盐，增加水果、蔬菜，避免辛辣刺激性饮食等。

（5）避免肥胖，控制体重，适度参加体育锻炼，提高机体抵抗力。

（6）定期健康体检。

2. 治疗

原则：有器质性心脏病或有明确诱因者，应首先针对病因治疗；对持续性室速发作，无论有无器质性心脏病，均应给予治疗。

（1）终止室速发作：可选用利多卡因、胺碘酮等。

（2）预防复发：病因治疗。

七、 室性期前收缩

（一）医学解释

室性期前收缩即室性早搏，是指希氏束分叉以下部位过早发生的、提前使心肌除极的心搏。室性早搏是临床上非常常见的心律失常，可分为生理性早搏（主要由于精神紧张、过度劳累，以及过量吸烟、饮酒和咖啡所致）和病理性早搏（主要由于某些疾病如心肌炎、高血压、冠心病、风湿性心脏病、二尖瓣脱垂、缺血、缺氧，以及过量使用抗抑郁药、强心药等所致）。其常见症状为心悸、胸闷、失重感或心跳停顿，严重者可产生心绞痛、低血压或心力衰竭。

（二）危害和预后

1. 危害

随着病情的发展，会对患者身体产生以下危害。

（1）持续、频发室性早搏可引起心脏扩大及心功能下降。

（2）存在诱发其他严重心律失常如室性心动过速或心室颤动的可能。

（3）可能合并有贫血、电解质紊乱、甲状腺功能亢进和其他器质性心脏病。

2. 预后

（1）对于无器质性心脏病的患者，去除诱因后，预后较佳。

（2）对于合并器质性心脏病的患者，应积极治疗原发病。

（三）常用的体检方法

心电图检查。

（四）进一步检查项目

1. 实验室检查

（1）血常规。

（2）生化全套。

（3）甲状腺功能。

2. 功能检查

动态心电图、运动平板试验和电生理检查。

3. 影像学检查

（1）心脏彩超。

（2）冠状动脉 CTA + 钙化积分。

（五）健康管理

1. 预防

（1）坚持健康的生活方式，消除精神紧张、情绪激动、过度疲劳、焦虑等诱因。

（2）避免吸烟，饮酒，饮用浓茶、咖啡等。

（3）适度运动，增强体质。

（4）应积极治疗原发病。

2. 治疗

（1）合并器质性心脏病患者，原则上只处理心脏本身疾病。

（2）合并贫血、电解质紊乱和甲状腺功能亢进者，积极治疗原发基础病。

（3）无器质性心脏病的室性早搏可先积极调整心态，健康生活，保证睡眠，消除诱因，效果不佳时辅以药物治疗。

（4）经保守治疗症状仍明显，经慎重评估后，可建议导管射频消融治疗。

八、　心房颤动

（一）医学解释

心房颤动简称房颤，是常见的心律失常之一，是指规则有序的心房电活动丧失，代之以快速无序的颤动波，是严重的心房电活动紊乱。多见于高血压性心脏病、冠心病、风湿性心脏病、二尖瓣狭窄、心肌病、甲状腺功能亢进、缩窄性心包炎、慢性肺源性心脏病、预激综合征等。部分房颤原因不明，也可见于正常人，可在情绪激动、外科手术后、运动或大量饮酒时发生。临床症状取决于心室率，若心室率超过 150 次 / 分，患者可发生心绞痛及充血性心力衰竭。心室率不快时，可无明显症状。

（二）危害及预后

1. 危害

该病的病理生理特点是由于心房无序的颤动即失去了有效的收缩与舒张，心房泵血功能恶化或丧失，加之房室结对快速心房激动的递减传导，引起心室极不规则的反应。一般将房颤分为首诊房颤、阵发性房颤、持续性房颤、长期持续性房颤及永久性房颤。随着病情的发展，会对患者身体产生以下危害。

（1）出现脑栓塞的危害性最大，常可危及生命并严重影响患者的生存质量。

（2）增加血栓栓塞的风险，可表现为偏瘫、脑卒中、剧烈腹痛、肠系膜动脉栓塞、肢体发黑、肢体动脉栓塞等。

（3）导致心脏结构发生变化，长期心房颤动可引起心脏扩大，导致或加重心力衰竭。

（4）房颤增加认知功能下降、痴呆、阿尔茨海默病、血管性痴呆的风险。

（5）房颤患者发生心肌梗死的风险增加 2 倍，同时肾功能不全的风险也会增加。

2. 预后

（1）房颤的预后与患者有无基础疾病、病情轻重、并发症的控制、治疗干预是否及时等因素有关。

（2）房颤伴心力衰竭者通常预后不佳。

（3）该病不会自愈，但有的患者可能症状不明显，看起来像正常人一样，但应警惕潜在风险。

（三）常用的体检方法

心电图检查。

（四）进一步检查项目

1. 实验室检查

（1）血常规。

（2）生化全套。

（3）凝血四项、血小板聚集功能、D- 二聚体。

（4）NT-proBNP。

（5）风湿三项。

（6）甲状腺功能。

2. 功能检查

动态心电图。

3. 影像学检查

（1）心脏彩超、甲状腺彩超。

（2）胸部 CT、冠状动脉 CTA + 钙化积分、颅脑 CT/MRI。

（五）健康管理

1. 预防

（1）积极治疗和控制原发病：如高血压、冠心病、风湿性心脏病、阻塞性睡眠呼吸暂停。

（2）保持良好心情，避免精神紧张。

（3）养成良好的生活习惯，戒烟、戒酒。

第二章

（4）调整饮食结构，饮食宜清淡、少油低盐，增加水果、蔬菜的摄入，避免辛辣刺激性饮食等。

（5）避免肥胖，控制体重，适度参加体育锻炼，提高机体抵抗力。

（6）积极配合治疗，遵医嘱用药。

（7）定期健康体检。

2. 治疗

原则：强调长期综合管理。在治疗原发疾病和控制诱发因素的基础上，积极预防血栓栓塞、转复并维持窦性心律及控制心室率。

（1）病因治疗：转复并维持窦性心律、控制心室率（胺碘酮、洋地黄等）。

（2）抗凝治疗：抗凝药物、抗血小板药物。

（3）手术治疗：房室结消融或改良术。

（4）中医中药治疗。

九、 二尖瓣反流

（一）医学解释

二尖瓣为左心房和左心室之间的瓣膜。二尖瓣反流是常见的瓣膜疾病之一，二尖瓣由于先天异常或者后天性病变，在左心室收缩时没有完全闭合，使从左心房流入左心室的血液部分反流回左心房。二尖瓣反流按病程进展可分为急性二尖瓣反流和慢性二尖瓣反流；按疾病病因可分原发性二尖瓣反流和继发性二尖瓣反流。当二尖瓣任意结构或功能发生改变时均可引起二尖瓣关闭不全，从而导致进入左心室的血液回流至左心房，导致临床上出现劳力性呼吸困难、疲乏无力、活动耐力下降、心悸、体位性晕厥等症状。

（二）危害及预后

1. 危害

二尖瓣反流的主要病理生理变化是左心室每搏喷出的血流一部分反流入左心房，使前向血流减少，同时使得左心房负荷和左心室舒张期负荷加重。随着病情的发展，会对患者造成以下危害。

（1）二尖瓣反流会导致血流动力改变，造成心房和心室压力增大，容易诱发急性心力衰竭。

（2）中－重度反流，可能出现心律失常（如房颤）、心脑缺血等。

（3）严重时会导致肺动脉高压、肺淤血、肺水肿，造成呼吸困难。

2. 预后

（1）预后取决于病情严重程度，一般无症状的轻度反流，不影响正常心脏功能，定期随访即可。

（2）严重的中－重度反流，则可能出现心律失常、心脑缺血等情况，尤其合并有基础病且症状严重的患者，如果不及时进行干预则预后较差。

（三）常用的体检方法

心脏彩超。

（四）进一步检查项目

1. 实验室检查

（1）血常规。

（2）凝血功能。

（3）NT-proBNP。

（4）心肌酶、肌钙蛋白 I 。

2. 超声检查

定期复查心脏彩超。

3. 功能检查

心电图。

4. 影像学检查

（1）胸部正侧位片。

（2）胸部 CT、冠状动脉 CTA。

（五）健康管理

1. 预防

（1）对于轻度反流的无症状患者，定期随访复查。

（2）对于中 - 重度反流应积极治疗原发病，定期密切随访，必要时可居家备用吸氧装置。

（3）日常注意保证充足睡眠，避免过度劳累及高强度运动，增强身体免疫力，预防风湿热及感染性心内膜炎的发生。

（4）戒烟、戒酒。

（5）健康饮食，控制体重。

2. 治疗

目的：减少反流量，降低肺静脉压，增加心输出量。

（1）无明显症状时无需进行特殊治疗。

（2）出现呼吸困难，应减少运动，避免过度劳累，查找病因和诱因加以药物治疗。

（3）由于该病个体差异性大，应在医生指导下充分结合个人情况，选择合适的药物治疗。

（4）手术治疗：二尖瓣修补术及二尖瓣置换术。

十、　主动脉瓣反流

（一）医学解释

主动脉瓣位于左心室和主动脉之间，主动脉瓣反流是指主动脉内血流于左心室舒张期反流回左心室，左心室容量负荷增加。主动脉瓣反流是由于主动脉瓣或主动脉根部壁的原发性或继发性病变或两者同时病损所致。其病因主要有感染性心内膜炎、风心病、老年退行性病变、先天性主动脉瓣畸形、主动脉夹层、高血压、强直性脊柱炎等。临床上可出现心悸、胸闷、端坐呼吸、夜间阵发性呼吸困难等症状。

（二）危害及预后

1. 危害

由于主动脉瓣是位于主动脉根部和左室流出道之间的瓣膜，它的开放和闭合能够使得左心室腔变成开放或封闭状态，以完成每次心脏射血。随着病情的发展，将会对患者身体造成以下危害。

（1）主动脉轻度反流，无明显临床症状，通常并不会对身体造成明显危害。

（2）中－重度反流，导致心脏负荷进一步加重，随着时间延长，会出现左心室肥厚、扩张、心绞痛、血栓形成、室性心律失常及充血性心力衰竭等。

2. 预后

（1）预后取决于病情严重程度，一般无症状的轻度反流，不影响正常心脏功能，定期随访即可。

（2）如果出现中－重度反流，则可能出现呼吸困难、心力衰竭等。

（三）常用的体检方法

心脏彩超。

（四）进一步检查项目

1. 实验室检查

（1）血常规。

（2）凝血功能。

（3）D- 二聚体。

（4）心肌酶、肌钙蛋白Ⅰ。

2. 功能检查

心电图。

3. 影像学检查

（1）定期心脏彩超复查。

（2）胸部正侧位片。

（3）胸部 CT。

（五）健康管理

1. 预防

（1）轻度反流的无症状患者，定期随访复查。

（2）中 – 重度反流患者应积极治疗原发病，定期密切随访。

（3）日常注意保证充足睡眠，避免过度劳累及高强度运动，增强身体免疫力。预防风湿热及感染性心内膜炎的发生。

（4）戒烟、戒酒。

（5）健康饮食，控制体重。

2. 治疗

（1）无明显症状时无需进行特殊治疗。

（2）针对不同病因和病情严重程度采取不同治疗方式。

（3）由于该病个体差异性大，应在医生指导下充分结合个人情况，选择合适药物治疗。

（4）手术治疗：主动脉瓣修复术及人工瓣膜置换术。

十一、 肌酸激酶同工酶增高

（一）医学解释

肌酸激酶（creatine kinase，CK）是二聚体结构，有三种同工酶，其中血清 CK-MB 是重要的心肌标志物，主要用于急性心肌梗死诊断，也用于心肌梗死面积的评估。

（二）进一步检查项目

1. 实验室检查

（1）心肌酶谱。

（2）肌钙蛋白 I。

2. 功能检查

心电图。

3. 影像学检查

心脏彩超。

十二、　乳酸脱氢酶增高

（一）医学解释

乳酸脱氢酶（lactate dehydrogenase，LDH）分布广泛，其中肝脏、心肌、肾脏、骨骼肌、红细胞等含量较多，因此血清 LDH 升高可见于众多临床情况，如心肌梗死、肝炎、溶血、肿瘤及肾、肺、肌肉等多种疾患。

（二）进一步检查项目

1. 实验室检查

（1）心肌酶谱。

（2）肌钙蛋白 I 。

（3）肝功能。

2. 功能检查

心电图。

3. 影像学检查

（1）心脏彩超、全腹彩超。

（2）胸部 CT。

十三、 α- 羟丁酸脱氢酶增高

（一）医学解释

α- 羟丁酸脱氢酶（α-HBDH）是乳酸脱氢酶同工酶的一种。增高主要见于心肌梗死、心肌炎。

（二）进一步检查项目

1. 实验室检查

（1）心肌酶谱。

（2）肌钙蛋白 I。

2. 功能检查

心电图。

3. 影像学检查

心脏彩超。

十四、 N 末端 B 型尿钠肽前体增高

（一）医学解释

N 末端 B 型尿钠肽前体（NT-proBNP）是 B 型尿钠肽激素原分裂后没有

活性的 N 末端片段，其半衰期长于 BNP，稳定性优于 BNP，能更好地反映心功能的状况，是诊断急、慢性心力衰竭最好的心肌标志物。其增高主要见于：急慢性心力衰竭、冠心病、慢性肾病等疾病。

（二）进一步检查项目

1. 实验室检查

（1）心肌酶谱、肾功能全套。

（2）肌钙蛋白 I 。

2. 功能检查

心电图。

3. 影像学检查

心脏彩超、全腹彩超。

十五、　脂蛋白（a）增高

（一）医学解释

脂蛋白（a）水平主要由遗传因素决定，基本不受性别、年龄、饮食、营养及环境影响。脂蛋白（a）的结构与 LDL 相似，可以携带大量的胆固醇，有促进动脉粥样硬化的作用。同时，脂蛋白（a）与纤溶酶原有同源性，可以与纤溶酶原竞争结合纤维蛋白位点，从而抑制纤维蛋白降解，促进血栓形成。因此，脂蛋白（a）是动脉粥样硬化和血栓形成的重要独立危险因子。脂蛋白（a）增高见于动脉粥样硬化性心脑血管疾病、急性心肌梗死、家族性高胆固醇血症、先天性高脂蛋白血症、糖尿病、肾脏疾病或炎症等。

（二）进一步检查项目

1. 实验室检查

（1）血脂全套。

（2）糖化血红蛋白。

（3）血同型半胱氨酸、Lp-PLA2、MPO、D- 二聚体、hs-CRP。

2. 影像学检查

（1）颈部血管彩超。

（2）心脑血管 CTA。

十六、同型半胱氨酸增高

（一）医学解释

同型半胱氨酸(homocysteine, HCY)是一种含硫氨基酸，无法由饮食提供，是蛋氨酸和半胱氨酸代谢过程中产生的重要中间产物。正常人体内的同型半胱氨酸代谢需要叶酸、维生素 B_6 和维生素 B_{12} 共同参与。HCY 可致动脉斑块形成，促进动脉粥样硬化，是动脉粥样硬化所致心血管疾病最广泛、最强的独立危险因素。其增高见于：动脉粥样硬化、心肌梗死、脑卒中、中枢血管疾病（central vascular disease，CVD）、外周血管疾病（perpheral vascular disease，PVD）、阿尔茨海默病等。此外，当叶酸、维生素 B_6 和维生素 B_{12} 缺乏时，同型半胱氨酸也会增高。

（二）进一步检查项目

1. 实验室检查

（1）血液流变学。

（2）血小板聚集功能、D- 二聚体。

（3）血脂、血糖、脂蛋白（a）。

（4）Lp-PLA2、MPO、hs-CRP。

（5）叶酸、维生素 B_6、维生素 B_{12}。

（6）肌钙蛋白 I 。

2. 影像学检查

（1）颈部血管彩超、双下肢动静脉彩超。

（2）心脑血管 CTA。

（3）颅脑 MRA。

3. 功能检查

经颅多普勒超声（transcranial doppler，TCD）。

十七、 脂蛋白相关磷脂酶 A$_2$ 增高

（一）医学解释

动脉粥样硬化是冠心病和脑卒中的主要病理基础，粥样斑块稳定性评价是心脑血管事件诊断的关键。脂蛋白相关磷脂酶 A$_2$（Lp-PLA2）是粥样斑块稳定性的评价指标，其参与动脉粥样硬化的发生、发展，斑块破裂及脱落的整个过程，越不稳定的斑块，Lp-PLA2 水平越高。所以比其他指标（ LDL、hs-CRP）具有更高的特异性。其增高主要见于：心肌梗死、脑梗死、动脉粥样硬化、动脉斑块形成等。

（二）进一步检查项目

1. 实验室检查

（1）血脂全套。

（2）肌钙蛋白 I 。

（3）血同型半胱氨酸、脂蛋白（a）。

（4）MPO、hs-CRP、D- 二聚体。

2. 影像学检查

（1）颈部血管彩超、心脏彩超。

（2）心脑血管 CTA。

（3）颅脑 MRA。

十八、外周血髓过氧化物酶增高

（一）医学解释

外周血髓过氧化物酶（myeloperoxidase，MPO）为中性粒细胞中嗜天青颗粒的过氧化物酶，是中性粒细胞活化的标志物，可作为炎症诊断工具。MPO 及其衍生物可促进泡沫细胞形成，引起内皮细胞功能障碍，导致动脉粥样硬化形成，并参与了动脉粥样斑块的发展、演变过程，是动脉粥样硬化疾病诊断和风险评估的生物标志物。MPO 水平增高，表明存在心脑血管炎症反应。MPO 增高主要见于：心肌梗死、脑梗死、动脉粥样硬化、动脉斑块形成等。

（二）进一步检查项目

1. 实验室检查

（1）血脂全套。

（2）肌钙蛋白 I。

（3）血同型半胱氨酸、脂蛋白（a）。

（4）Lp-PLA2、hs-CRP、D- 二聚体。

2. 影像学检查

（1）颈部血管彩超、心脏彩超。

（2）心脑血管 CTA。

（3）颅脑 MRA。

十九、 **超敏 C 反应蛋白增高**

（一）医学解释

C 反应蛋白（CRP）是一种由肝脏合成的，能与肺炎链球菌 C 多糖体起反应的急性时相反应蛋白。超敏 C 反应蛋白（hs-CRP）检测可用作心血管疾病风险的一个独立危险指标。当 hs-CRP <1.0mg/ L，心血管疾病发生风险低；当 hs-CRP > 3.0mg/L，心血管疾病发生风险高。当患者 hs-CRP 多次检测结果始终居高不下，且无法解释原因，则应考虑是不是由于近期发生的组织损伤、感染或炎症等非心血管病因所致。

（二）进一步检查项目

1. 实验室检查

（1）血常规。

（2）脂蛋白（a）、同型半胱氨酸。

（3）Lp-PLA2、MPO、D- 二聚体。

2. 影像学检查

（1）颈部血管彩超、心脏彩超。

（2）心脑血管 CTA。

（3）颅脑 MRA。

第三章　消化系统

 脂肪肝

（一）医学解释

脂肪肝是以肝细胞脂肪过度贮积和脂肪变性为特征的临床病理综合征。肥胖、饮酒、糖尿病、高脂血症、营养不良、部分药物、妊娠及感染等是脂肪肝发生的危险因素。根据有无长期过量饮酒的危险因素，将脂肪肝分为酒精性脂肪肝和非酒精性脂肪肝。脂肪肝起病隐匿、发病缓慢，常无症状，少数患者可有乏力、右上腹轻度不适、肝区隐痛或上腹胀痛等非特异性症状。发展到一定程度可影响肝功能，出现黄疸、缺乏食欲、厌油腻、恶心、呕吐等症状。

（二）危害及预后

1. 危害

早期脂肪肝无症状，随着病情的不断进展，可导致以下危害。

（1）合并肥胖。

（2）引发脂肪性肝炎、肝功能异常。

（3）出现肝纤维化。

（4）出现肝硬化甚至肝癌。

2. 预后

（1）坚持饮食控制、戒酒，控制体重、血压、血糖、血脂在正常范围，则预后良好，大多可恢复。

（2）重度脂肪肝患者，未接受正规治疗，容易出现肝纤维化、肝硬化甚至肝癌，预后较差。

（三）常用的体检方法

消化系统彩超或全腹彩超。

（四）进一步检查项目

1. 实验室检查

（1）血常规。

（2）生化全套。

（3）糖化血红蛋白。

（4）肝纤四项。

2. 影像学检查

（1）肝脏瞬时弹性成像。

（2）上腹部 CT/MRI。

3. 病理学检查

肝穿刺活检。

（五）健康管理

1. 预防

（1）定期体检。

（2）戒烟、戒酒，养成良好生活习惯。清淡饮食，平衡饮食结构，少吃油腻食物。

（3）维持良好的体重、锻炼身体。

（4）不宜乱服药，避免不必要的肝损害。

2. 治疗

（1）查找病因，明确诊断，治疗原发病。

（2）无症状或轻度脂肪肝无需药物治疗，改变生活方式即可。

（3）使用保护肝细胞药物，缓解肝细胞的损伤。使用降脂药物，降低体内脂质含量，缓解脂肪肝的病情。

（4）中医中药调理。

二、  肝血管瘤

（一）医学解释

肝血管瘤通常被认为系胚胎发育过程中血管过度发育或分化异常导致的血管畸形。根据血管瘤直径及数目可表现为孤立、多发和弥漫生长。根据肿瘤含纤维组织的多少，可分为硬化性血管瘤、血管内皮细胞瘤、毛细血管瘤

和海绵状血管瘤等，其中以海绵状血管瘤最多见。肝血管瘤是一种较为常见的肝脏良性肿瘤，高发年龄段为40~60岁，生长缓慢，多无症状，通常经腹部超声检查而被发现。随着瘤体增大，压迫胃、十二指肠等邻近器官，可引起上腹不适、腹胀、嗳气、腹痛等症状。

（二）危害及预后

1. 危害

绝大多数血管瘤无恶变倾向，随着病情发展常导致以下危害。

（1）由于瘤体压迫或者间接压迫邻近的脏器，如胃肠道，可出现肝区隐痛、腹胀、恶心、呕吐、食欲不振等。

（2）压迫肝内胆管，会导致梗阻性黄疸。

（3）瘤体增大，有自发破裂或受外力冲击创伤破裂的可能性，一旦破裂可发生失血性休克。

2. 预后

（1）血管瘤大多数可采用观察的保守治疗，预后良好。

（2）有压迫症状或较大的肝血管瘤经手术治疗可获得良好疗效。

（三）常用的体检方法

消化系统彩超或全腹彩超。

（四）进一步检查项目

1. 实验室检查

（1）血常规、尿常规。

（2）肝功能全套。

（3）凝血四项。

（4）肿瘤标志物：甲胎蛋白（AFP）。

2. 影像学检查

（1）上腹部 CT/MRI。

（2）数字减影血管造影（digital subtraction angiography，DSA）。

（五）健康管理

1. 预防

（1）肝血管瘤多被认为是先天性疾病，并非真性肿瘤，目前并无有效的预防措施。

（2）平时定期体检，及时发现疾病。

（3）合理调整饮食结构，清淡饮食，宜食用低脂、低胆固醇、高蛋白食物。

（4）戒酒，避免暴饮暴食。

（5）保持愉快心情。

2. 治疗

（1）随访观察。

（2）无症状者大多不需要治疗。

（3）对有明显临床症状、持续增大的肝血管瘤、具有破裂出血风险、出现伴发症状、血管瘤超过 10cm 者，应考虑进行手术切除、局部消融术或肝动脉介入栓塞术等治疗。

三、 肝囊肿

（一）医学解释

肝囊肿是常见的肝脏良性疾病，其内为水囊结构，可呈单发或多发。按病因分为非寄生虫性肝囊肿和寄生虫性肝囊肿（如肝棘球蚴病）。非寄生虫性肝囊肿可为先天性、创伤性、炎症性和肿瘤性囊肿，临床多见的是先天性肝囊肿。通常无症状，也不影响肝功能，有时会随年龄增长而增大。囊肿增大到一定的程度，则可因压迫邻近脏器而出现食后饱胀、恶心、呕吐、右上腹隐痛不适等症状。

（二）危害及预后

1. 危害

该病是较为常见的肝良性疾病，仅有少部分出现严重症状，如果出现症状不及时治疗，将会对身体产生以下危害。

（1）囊肿增大导致破裂或内出血，可出现失血性休克。

（2）囊肿体积增大压迫周围组织器官，继发感染。

（3）压迫胃部，引起胃胀、恶心等症状。

2. 预后

（1）大多数患者可以不用特殊治疗，只需定期复查，密切随访，预后良好。

（2）少部分出现严重症状者，若不及时治疗预后不佳。

（三）常用的体检方法

消化系统彩超或全腹彩超。

（四）进一步检查项目

1. 实验室检查

（1）血常规。

（2）肝功能全套。

（3）凝血四项。

（4）肿瘤标志物：AFP、甲胎蛋白异质体比率（AFP-L3%）、异常凝血酶原（DCP）。

2. 影像学检查

上腹部 CT/MRI。

（五）健康管理

1. 预防

（1）此病是一种与遗传性相关的疾病，目前尚无有效的预防措施，但是可通过优生优育产前诊断、避免长期服用雌激素或孕激素类药物等方法降低发病风险。

（2）定期体检。

（3）保持良好的生活习惯，戒烟、戒酒。

（4）保持良好心情，适度参加身体锻炼，增强体质。

2. 治疗

对有明显临床症状、持续增大的肝囊肿、具有破裂风险、出现伴发症状或囊肿超过 10cm 者，应进行手术治疗，多在腹腔镜下完成。

四、 肝内胆管结石

（一）医学解释

肝内胆管结石的主要成分为含有细菌的胆色素结石。其病因复杂，主要与胆道感染、胆管寄生虫（蛔虫、华支睾吸虫）、胆汁淤滞、胆管解剖变异、营养不良等有关。由于结石可引起胆管的梗阻、扩张，临床上可出现右上腹疼痛、寒战、发热、恶心、呕吐、食欲减退、巩膜及皮肤黄染等症状。

（二）危害及预后

1. 危害

结石多见于肝左外叶及右后叶，随着病情发展常对身体产生以下危害。

（1）肝胆管梗阻：结石阻塞胆管可引起胆汁性肝硬化及门静脉高压症。

（2）肝内胆管炎：引起急性化脓性胆管炎、肝脓肿、全身脓毒症、胆道出血。

（3）肝内胆管癌：肝胆管长期受结石、炎症及胆汁中致癌物质的刺激，可发生癌变。

2. 预后

（1）属于良性病变，但也属于难治愈的疾病。

（2）早期发现，积极治疗，可获得良好效果。

（3）如发现时已有严重并发症，通常预后较差。

（三）常用的体检方法

消化系统彩超或全腹彩超。

（四）进一步检查项目

1. 实验室检查

（1）血常规、尿常规。

（2）肝功能全套。

（3）肿瘤标志物：AFP、AFP-L3%、DCP、糖类抗原 19-9（CA19-9）、CEA。

2. 影像学检查

上腹部 CT/MRI。

（五）健康管理

1. 预防

（1）定期体检，及时发现疾病。

（2）积极治疗原发病。

（3）合理调整膳食结构，平常清淡饮食，宜低脂、低胆固醇饮食。

（4）戒酒、戒烟。

（5）保持良好心情，保证充足睡眠。

2. 治疗

（1）无症状，无局部胆管扩张，一般可不治疗。

（2）出现症状时，采取控制感染、解痉止痛、利胆、溶石、对症和支持治疗，缓解症状。

（3）经积极非手术治疗未缓解、反复发作或并发症严重时，可选择手术治疗，去除病灶，取尽结石，解除梗阻。

五、 肝硬化

（一）医学解释

肝硬化是由多种病因（如病毒性慢性肝炎、酒精性肝炎、非酒精性脂肪性肝病、药物性肝炎、血吸虫病、胆管病变、免疫系统紊乱等）引起的以弥漫性肝细胞变性坏死、肝细胞异常再生、肝内血管新生、肝脏纤维组织大量增生和假小叶形成为组织学特征的慢性进行性疾病。乙型肝炎病毒感染是我国肝硬化患者的主要病因，代偿期可无明显症状，或表现为食欲减退、肝区不适、乏力、消化不良和腹泻等，失代偿期以门静脉高压和肝功能减退为特征。

（二）危害及预后

1. 危害

该病在各种致病因素作用下，肝脏经历慢性炎症、脂肪样变性、肝细胞减少、弥漫性纤维化及肝内外血管增殖几个阶段逐渐发展而成。随着病情的发展，将对身体产生以下危害。

（1）肝硬化代偿期：可出现腹部不适、乏力、食欲减退、消化不良及腹泻等症状。

（2）肝硬化失代偿期：除出现消化道症状外，常伴有营养不良、黄疸、出血、贫血、腹水及内分泌失调等表现。

（3）后期：可出现食管胃底静脉曲张出血、感染、脾大、肝性脑病、肝肾综合征、肝肺综合征、电解质和酸碱平衡紊乱、原发性肝癌等。

2. 预后

（1）早期发现（诊断）并及时治疗，改善症状，延缓肝硬化进程，防治并发症，可获得较好效果。

（2）如果治疗不及时，进展至后期或出现并发症，预后较差。

（三）常用的体检方法

消化系统彩超或全腹彩超。

（四）进一步检查项目

1. 实验室检查

（1）血常规、尿常规、粪常规。

（2）生化全套。

（3）乙肝两对半、乙肝病毒 DNA、丙肝抗体。

（4）凝血功能。

（5）肝纤四项。

（6）肿瘤标志物：AFP、AFP-L3%、DCP。

2. 影像学检查

（1）上腹部 CT。

（2）肝脏 MRI+ 增强。

3. 病理学检查

肝组织活检。

4. 其他检查

肝脏硬度检测。

（五）健康管理

1. 预防

（1）定期体检，及时发现疾病。

（2）合理调整膳食结构，清淡饮食，减少高脂、高油饮食，多吃水果、蔬菜等富含维生素且易消化的食物。

（3）保持良好的生活习惯，戒烟、戒酒。

（4）防止血吸虫及细菌感染。

（5）避免服用和接触对肝脏有损害的药物或毒物。

（6）保持良好心情，适度参加身体锻炼，增强体质。

2. 治疗

目的：保护肝细胞功能，抑制肝脏炎症、纤维化、血管新生是肝硬化临床治疗的重要策略。

（1）病因治疗。

（2）中医中药治疗（护肝、利胆、退黄）。

（3）抗病毒治疗，减轻肝细胞的进一步损伤。

（4）抗感染、对症支持治疗。

（5）必要时进行手术治疗。

六、　原发性肝癌

（一）医学解释

原发性肝癌指起源于肝细胞或肝内胆管上皮细胞的恶性肿瘤，包括肝细胞肝癌（hepatic cell carcinoma，HCC）、肝内胆管细胞癌（intrahepatic cholangiocarcinoma，ICC）和 HCC-ICC 混合型三种不同的病理类型，其中 HCC 约占 90%，日常所称的"肝癌"指 HCC。肝癌是我国常见恶性肿瘤之一，每年新发病例占全球的 42%~50%。肝癌的病因主要有病毒性肝炎（乙型病毒性肝炎、丙型病毒性肝炎）、黄曲酶毒素、肝纤维化及长期接触致癌化学物质、饮用污染水、吸烟等。本病起病隐匿，早期缺乏典型症状，中晚期表现为肝区疼痛、肝大、腹水、黄疸及进行性消瘦、发热、食欲缺乏、乏力、营养不良和恶病质等。

（二）危害及预后

1. 危害

随着病情的进展会对身体产生以下严重危害。

（1）发生肝内转移：癌细胞易侵犯门静脉及分支并形成癌栓，脱落后在肝内引起多发性转移灶。

（2）上消化道出血：门静脉高压导致食管胃底静脉曲张出血。

（3）肝癌结节破裂出血：大量出血可致休克、死亡。

（4）继发感染。

（5）肝性脑病。

2. 预后

（1）机体免疫状态良好、癌肿包膜完整、分化程度高、尚无癌栓形成、肝癌小于 5cm、能早期手术者预后较好。

（2）如合并肝硬化或有肝外转移者、发生肝癌破裂、消化道出血、丙氨酸氨基转移酶（alanine transaminase，ALT）显著升高的病人预后差。

（三）常用的体检方法

全腹彩超。

（四）进一步检查项目

1. 实验室检查

（1）血常规。

（2）凝血四项。

（3）肿瘤标志物：AFP、AFP-L3、DCP、α-L-岩藻糖苷酶（α-L-fucosidase，AFU）、高尔基体蛋白73（GP73）。

（4）循环游离微RNA、循环肿瘤细胞（CTC）、循环肿瘤DNA（ctDNA）。

2. 影像学检查

（1）肝脏增强CT/MRI、正电子发射计算机断层成像（PET-CT）、单光子发射计算机断层成像（SPECT-CT）、正电子发射计算机断层磁共振成像（PET-MRI）。

（2）DSA。

3. 病理学检查

肝穿刺活组织。

（五）健康管理

1. 预防

（1）积极接种乙肝疫苗。

（2）戒烟、戒酒。

（3）建立良好的生活习惯，多食蔬菜、水果，少食烟熏、煎炸食品，避免食用霉变食品。

（4）加强劳动防护，避免接触致癌化学物质。

2. 治疗

肝癌治疗领域的特点是多学科参与、多种治疗方法共存。

（1）肝切除术。

（2）肝移植术。

（3）消融治疗。

（4）肝动脉插管化疗栓塞术（transcatheter arterial chemoembolization，TACE）。

（5）放射治疗。

（6）系统抗肿瘤治疗。

七、 胆囊炎

（一）医学解释

胆囊炎是由多种因素引起的胆囊急性、慢性炎性疾病，发病原因主要有：胆囊结石、细菌感染、胆汁淤积、胆汁浓缩、胰液反流胆囊、胆囊缺血等。临床症状多表现为：可无明显症状或可有持续性右上腹钝痛或不适感，可向右肩背部放射，其发作常与油腻饮食、高蛋白饮食有关。可伴有轻—中度发热、恶心、呕吐、嗳气、黄疸及厌食等。超声检查可见胆囊增大或缩小，囊壁增厚，粗糙不平，有的伴有胆囊结石。

（二）危害及预后

1. 危害

该病起初可有胆囊管梗阻，黏膜充血、水肿、胆囊内渗出液增加，出现胆囊增大、胆囊壁毛糙、胆囊周围有炎性物质渗出，使胆囊与周围组织粘连，囊壁增厚并逐渐瘢痕化，导致胆囊萎缩，甚至完全失去功能。随着病情的进一步恶化，将对身体造成以下危害。

（1）急性胆囊炎若不及时治疗，反复发作演变成慢性胆囊炎。

（2）由于病变波及胆囊壁全层，血管扩张，胆囊壁增厚，甚至出现浆膜炎症，有纤维素或脓性渗出，发展至化脓性胆囊炎。

（3）如果胆囊管梗阻未解除，囊内压继续升高，胆囊壁血管受压导致血供障碍，发生缺血坏疽，则为坏疽性胆囊炎，甚至并发穿孔或感染性休克。

2. 预后

（1）早期发现（诊断）并及时治疗，效果较好。

（2）如果治疗不及时，可转变为慢性或出现并发症，预后较差。

（三）常用的体检方法

消化系统彩超或全腹彩超。

第三章

（四）进一步检查项目

1. 实验室检查

（1）血常规。

（2）生化全套。

2. 影像学检查

上腹部 CT/MRI。

（五）健康管理

1. 预防

（1）定期体检，及时发现疾病。

（2）合理调整膳食结构，低脂、低热量膳食，并提倡定量、定时的规律饮食方式。

（3）戒酒，避免暴饮暴食，忌饮咖啡、浓茶。

（4）防止肠道寄生虫及细菌感染。

（5）保持良好心情，适度参加身体锻炼，增强体质。

2. 治疗

目的：控制炎症，缓解症状，减少并发症。

（1）抗感染、解痉、补液，纠正水、电解质紊乱及酸碱平衡失调。

（2）中医中药、针灸治疗。

（3）如确诊慢性胆囊炎反复发作，合并有严重并发症，经积极抗感染治疗效果不佳者，可选择手术治疗（手术方式可选腹腔镜）。

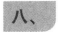 **八、** ## 胆囊结石

（一）医学解释

　　胆囊结石是常见的胆道疾病，大多数无症状，仅在体检、手术时被发现。结石按主要成分，可分为胆固醇结石、胆色素结石和其他成分的结石。胆囊结石成因复杂，任何影响胆固醇、胆汁酸和磷脂浓度比例及造成胆汁淤积的因素都能导致胆囊结石形成。其典型症状为胆绞痛，其他可表现为急性或慢性胆囊炎，可出现上腹或右上腹隐痛、恶心、嗳气、呃逆、发热、黄疸、消化不良、胆囊积液等症状。

（二）危害及预后

1. 危害

随着结石的发展，将会引起以下危害。

　　（1）胆囊结石会随着胆囊的收缩与胆囊壁产生摩擦和碰撞，引起胆囊炎。长期反复炎症刺激下，发生胆囊收缩功能丧失，甚至癌变。

　　（2）泥沙样胆囊结石易引起胆管炎。

　　（3）可能发生多种并发症加重病情，如：继发胆总管结石、胆源性胰腺炎、胆囊十二指肠/结肠瘘、结石性肠梗阻、急性梗阻性化脓性胆管炎、胆囊积液、胆道出血、胆囊穿孔等。

2. 预后

早期及时治疗，可获得良好效果。

（三）常用的体检方法

消化系统彩超或全腹彩超。

（四）进一步检查项目

1. 实验室检查

（1）血常规。

（2）生化全套。

2. 影像学检查

上腹部 CT/MRI。

（五）健康管理

1. 预防

（1）定期体检。

（2）改变不良生活习惯，宜低脂、低热量膳食，并提倡定量、定时的规律饮食方式。

（3）戒烟、戒酒，避免暴饮暴食。

（4）有氧运动，健康减肥。

2. 治疗

（1）无并发症的胆囊结石多采用观察的策略。

（2）直径小于 3cm 的结石，采用非手术治疗（抗炎、解痉、止痛，控制细菌感染，减轻炎症，缓解症状）。

（3）直径大于 3cm 的结石有手术指征，可选择胆囊切除（腹腔镜胆囊切除术）。

九、 胆囊息肉样病变

（一）医学解释

胆囊息肉样病变泛指胆囊壁向腔内突出或隆起呈息肉状生长的所有胆囊病变的总称。胆囊息肉样病变呈球形、半球形或乳头状，有蒂或无蒂，多为良性。胆囊息肉样病变不是一个单一的疾病，而是包括多种疾病，它们在胆囊内影像有相似的表现，单凭超声检查很难确定性质。常见的胆囊息肉样病变的病理性质可能有：胆固醇性息肉、炎性息肉、附壁结石、胆囊腺瘤及胆囊腺癌等。其临床表现一般症状轻微，甚至无症状。病变位于胆囊颈部，可有上腹部闷胀不适、隐痛，恶心、呕吐，进食油腻食物后加重等表现。疼痛部位常在右上腹，伴有向肩背部放射的特点。

（二）危害及预后

1. 危害

随着病情的发展可带来以下身体影响。

（1）影响吸收和消化功能，可出现右上腹部疼痛、腹胀、食欲减退、恶心、呕吐等症状。

（2）引起胆囊炎。

（3）引起胆道梗阻。

2. 预后

（1）大多数为良性病变，经过早期诊断和及时治疗后预后良好。

（2）对有恶变者，未接受正规治疗，预后较差。

（三）常用的体检方法

消化系统彩超或全腹彩超。

（四）进一步检查项目

1. 实验室检查

（1）血常规。

（2）生化全套。

2. 影像学检查

上腹部 CT/MRI。

（五）健康管理

1. 预防

（1）定期体检。

（2）养成良好生活习惯，注意多饮水。清淡饮食，按时吃早餐，平衡膳食结构，少吃油腻食物。

（3）戒烟、戒酒，不暴饮暴食。

（4）适度进行身体锻炼，增强体质，提高身体抵抗力。

2. 治疗

（1）无症状或小的胆囊息肉样病变可定期观察。

（2）直径小于1cm的息肉，应每半年到一年进行超声检查，动态观察其大小及形态变化，对症、支持疗法。

（3）若出现明显不适症状或息肉样病变大于1cm、单发且基底部宽大、短期内较快增大、腺瘤样息肉、合并胆囊结石或胆囊壁增厚等，保守治疗无效，可考虑手术治疗（腹腔镜胆囊切除术）。

（4）中医中药调理。

十、　胆囊腺肌症

（一）医学解释

胆囊腺肌症是一种以腺体和肌层增生为主的良性胆囊疾病，为胆囊增生性疾病的一种，胆囊黏膜及肌层过度增生，胆囊壁增厚，增生的黏膜上皮伸入肌层，形成多数小囊状突出，即小憩室，与胆囊腔相通。其发病原因尚不明确，可分为三大类：局灶型、节段型、弥漫型的胆囊腺肌症。临床上大多数无特异症状，也可有与慢性胆囊炎、胆石症相似的症状，部分患者有上腹痛饱胀感、右上腹隐痛、食欲减退、发热、恶心、呕吐等症状。

（二）危害及预后

1. 危害

该病是一种原因不明的良性增生性疾病，由于黏膜增生、肥厚或者是扩大成囊状穿至肌层深部，胆囊壁显著增厚，囊腔会变得比较狭窄，窦与胆囊腔之间有胆管相连，会形成假性的憩室，肌层明显增生，假性的憩室中会充满胆汁而形成结石。随着病情的进展，会给患者身体健康带来以下影响。

（1）会出现胆囊功能异常，表现为胆囊浓缩、储存、排泄胆汁的功能下降。

（2）导致慢性胆囊炎，出现腹痛、腹胀等消化道症状，有时腰背部出现放射性疼痛。

（3）由于胆汁在胆囊内淤积、胆囊功能异常，提高了胆结石的发生风险。

2. 预后

（1）无症状者可以不治疗，随访观察。

（2）对有症状者，视病情选择药物或手术治疗，预后良好。

（三）常用的体检方法

消化系统彩超或全腹彩超。

（四）进一步检查项目

1. 实验室检查

（1）血常规。

（2）生化全套。

2. 影像学检查

上腹部 CT/MRI。

（五）健康管理

1. 预防

（1）定期体检。

（2）养成良好生活习惯，注意多饮水、清淡饮食，按时吃早餐，平衡膳食结构，少吃油腻食物。

（3）戒烟、戒酒，不暴饮暴食。

（4）进行身体锻炼，增强体质，提高机体抵抗力。

2. 治疗

（1）无症状者无需治疗，可定期观察。

（2）药物治疗，可选用促进胃动力药、抑酸药，对症治疗。

（3）若症状明显可考虑手术治疗（可选择腹腔镜手术方式）。

十一、 胆管扩张症

（一）医学解释

胆管扩张是指胆管生理性或病理性增粗，多因胆管系统梗阻引起其近端胆管扩张。其原因与遗传学因素、胰胆管合流异常、胆管发育不良、胃肠神经内分泌失调、胆管上皮异常增殖及其他因素有关。包括原发性和继发性胆管扩张，可以发生在肝内、肝外胆管的任何部位。临床上典型的症状有腹痛、上腹部包块和黄疸三大表现。但不同年龄段的表现有明显差异，一般可伴有间歇性皮肤、巩膜黄染及尿黄，合并胆道感染时，可有寒战、发热、右上腹痛等。

（二）危害及预后

1. 危害

该病是临床上一种常见的胆管病变。根据胆管扩张的部位、范围和形态可分为：囊性扩张、憩室样扩张、胆总管十二指肠开口部囊性突出、肝内外胆管多发囊状扩张、肝内胆管扩张 5 个类型。随着病情的进一步发展，会给患者带来以下身体影响和危害。

（1）生理性扩张：常见于胆囊切除后，身体缺少对胆汁浓缩、储存的器官，此时胆管会稍微扩张，部分替代胆囊的储存功能，对身体没有危害或危害甚小。

（2）病理性扩张：由于胆总管开口不通畅，胆汁淤滞在胆总管内，长时间淤滞后容易形成结石。堵塞严重时会出现黄疸等症状。

（3）胆汁淤滞在肝脏，导致肝细胞功能损害，晚期可出现胆汁性肝硬化和门静脉高压症。

（4）扩张囊壁破裂可导致胆汁性腹膜炎。

（5）扩张囊壁常因炎症、胆汁潴留而引起溃疡，甚至癌变。

2. 预后

（1）病情较轻，无并发症，可应用抗炎、利胆、护肝治疗，预后较佳。

（2）如不及时治疗，易出现严重并发症，如胆管结石、胰腺炎、胆管癌等。

（三）常用的体检方法

消化系统彩超或全腹彩超。

（四）进一步检查项目

1. 实验室检查

（1）血常规。

（2）肝功能全套。

（3）C反应蛋白、淀粉酶（血、尿）。

（4）肿瘤标志物：AFP、CEA、CA19-9。

2. 影像学检查

上腹部CT/MRI。

（五）健康管理

1. 预防

（1）定期体检。

（2）积极治疗原发病（如胆囊结石、胆管结石、胆囊颈部肿瘤等）。

（3）养成良好生活习惯，注意多饮水、清淡饮食，按时吃早餐，平衡膳食结构，少吃油腻食物。

（4）戒烟、戒酒，不暴饮暴食。

（5）适当进行身体锻炼，增强体质。

（6）保证摄入充足营养，提高身体抵抗力，防止感染。

2. 治疗

（1）查找病因，明确诊断，治疗原发病。

（2）对症治疗，缓解症状。

（3）症状严重或保守治疗无效，可考虑手术治疗。

十二、 胰腺癌

（一）医学解释

胰腺癌是一种恶性程度极高的消化系统肿瘤，发病隐匿，治疗效果及预后极差，包括胰头癌和胰体尾部癌。胰腺癌的病因尚未完全明确，流行病学调查显示胰腺癌发病与多种危险因素有关。非遗传性危险因素有：长期吸烟、高龄、高脂饮食、体质量指数超标、慢性胰腺炎、糖尿病等；遗传性危险因素有：家族遗传，如患有遗传性胰腺炎、波伊茨－耶格综合征、家族性恶性黑色素瘤及其他遗传性肿瘤疾病的患者，胰腺癌的风险显著增加。常见的症状有：腹部不适或腹痛、黄疸、消瘦和乏力、食欲不振、消化不良、腹泻或便秘等。

（二）危害及预后

1. 危害

胰腺癌主要为导管腺癌，此外还有少数的黏液性囊腺癌、腺泡细胞癌及腺鳞癌。早期无明显体征，随着疾病进展会出现以下危害。

（1）消瘦：晚期患者常出现恶病质。

（2）黄疸：多见于胰头癌，由于胆道出口梗阻导致胆汁淤积而出现。

（3）肝脏肿大：为胆汁淤积或肝脏转移的结果，肝脏质硬、大多无痛，表面光滑或有结节感。

（4）胆囊肿大：是壶腹部周围癌的特征。

（5）腹部肿块：晚期可触及腹部肿块。

2. 预后

预后极差。

（三）常用的体检方法

消化系统彩超或全腹彩超。

（四）进一步检查项目

1. 实验室检查

（1）血常规。

（2）生化全套。

（3）淀粉酶（血、尿）。

（4）肿瘤标志物：CA19-9、CEA、CA125、CA242。

2. 影像学检查

上腹部 CT/MRI、PET-CT/PET-MRI。

3. 内镜检查

超声内镜检查。

（五）健康管理

1. 预防

（1）定期体检，早发现、早治疗。

（2）戒烟、戒酒。

（3）锻炼身体，增强体质，控制体重。

2. 治疗

多学科综合诊治是胰腺癌治疗的基础。

（1）手术治疗。

（2）放射治疗。

（3）化学治疗。

（4）介入治疗。

（5）支持治疗。

十三、　胰腺炎

（一）医学解释

胰腺的炎症临床上可分为急性水肿型胰腺炎、急性出血坏死性胰腺炎和慢性胰腺炎，均与胆结石、胆道感染、过量饮酒、胰管阻塞、代谢障碍、十二指肠降段疾病、免疫性疾病、药物等因素有关。急性胰腺炎的临床表现为持续性上腹部剧烈疼痛，常向背部放射，伴有腹胀、恶心、呕吐，且呕吐后疼痛不缓解，部分患者可出现心动过速、低血压、少尿等休克表现，严重脱水和老年患者可出现精神状态改变。慢性胰腺炎的表现有腹痛、食欲减退、消瘦、营养不良及水肿等。

（二）危害及预后

1. 危害

胰腺是人体消化系统的一个腺体，它的主要作用是分泌胰液，胰液在正常情况下由胰管排出。当各种疾病因素引起胰液排出不畅、反流时，胰腺及周围组织被胰腺分泌的消化酶自身消化，引起以下危害。

（1）胰腺微循环障碍，导致胰腺出血、坏死。

（2）重症胰腺炎可导致休克，可发生多脏器炎症性功能损伤及功能障碍。

（3）慢性胰腺炎引起胰腺 β 细胞破坏，引发糖尿病。

（4）有可能继发恶变。

2. 预后

（1）多数病人病情轻，经积极治疗，预后好。

（2）少数病人可伴发多器官功能障碍及胰腺局部并发症，死亡率高。

（三）常用的体检方法

消化系统彩超或全腹彩超。

（四）进一步检查项目

1. 实验室检查

（1）血常规。

（2）淀粉酶（血＋尿）、脂肪酶、C 反应蛋白。

（3）生化全套。

（4）肿瘤标志物：CA19-9、CEA、CA242、CA72-4。

2. 影像学检查

上腹部 CT 及增强 CT/MRI。

（五）健康管理

1. 预防

（1）养成规律进食习惯，戒烟、戒酒及避免暴饮暴食。

（2）避免食用辣椒、醋、洋葱、红烧肉等刺激性强、产气、高脂肪、高蛋白食物。

（3）定期体检，早发现、早治疗。

（4）积极治疗胆胰疾病。

2. 治疗

（1）积极治疗原发病。

（2）控制感染，使用抗生素。

（3）禁食、胃肠减压，抑制胰腺分泌、氧疗等综合治疗。

（4）对于出现急性出血坏死性胰腺炎，宜选择手术治疗。

十四、 脾大

（一）医学解释

脾脏大小个体差异较大，解剖学测量脾脏的平均长度为 10.5cm，宽 6.5cm，厚 2.5cm，最大直径超过 15cm 称为脾大。引起脾脏肿大的原因有很多，主要有炎症性、瘀血性、增殖性、寄生虫感染、胶原病和浸润性病变等。大部分患者无明显自觉症状，少数有发热、乏力、淋巴结肿大、脾区压痛等症状。

（二）危害及预后

1. 危害

脾脏肿大有很多原因，若脾脏肿大到一定程度，有可能造成以下不良反应及严重危害。

（1）可能会引起红细胞、白细胞、血小板减少。

（2）出现细菌感染、慢性感染、门静脉高压。

（3）脾大如果出现梗阻，可以出现左侧肋部疼痛。

（4）可出现严重的溶血性贫血。

（5）脾破裂出血。

2. 预后

（1）基础病得到良好的控制，脾肿大可以稳定或减轻。

（2）如果病情逐渐恶化，出现脾功能亢进甚至脾破裂，不及时治疗，随时可能危及生命。

（3）通过手术治疗，一般可获得临床治愈，预后良好。

（三）常用的体检方法

消化系统彩超或全腹彩超。

（四）进一步检查项目

1. 实验室检查

（1）血常规。

（2）血小板功能。

（3）生化全套。

2. 影像学检查

上腹部 CT/MRI。

3. 病理学检查

脾脏穿刺活检。

（五）健康管理

1. 预防

（1）定期体检。

（2）早发现、早干预、早治疗。

（3）积极治疗原发病。

（4）避免腹部外伤。

2. 治疗

（1）原则上病因不同，选择治疗方式也不同。

（2）传染病及结缔组织病引起的脾大以药物治疗为宜。

（3）对脾功能亢进导致的白细胞、血小板减少，要对症治疗，避免出现严重的并发症。

（4）对原发病无法完全治愈，导致脾功能亢进的脾肿大，宜选择手术切除治疗，缓解脾功能亢进的症状。

十五、 脾血管瘤

（一）医学解释

脾血管瘤为脾脏最常见的良性肿瘤，好发年龄为 20~60 岁。成人以海绵状血管瘤多见，儿童多为毛细血管瘤，男女发病率无明显差别。脾血管瘤生长缓慢，病史可长达数年。瘤体较小者，一般无临床症状，多在体检时偶然发现，瘤体较大者可有腹胀表现。

（二）危害及预后

1. 危害

该病为原发性占位性病变。随着病情发展，可导致以下身体危害。

（1）受到外力作用或者背部及腹部不慎受到挤压，易引起血管瘤破裂。

（2）发展到一定程度会自行破裂，引起失血性休克。

2. 预后

（1）小的脾血管瘤一般比较稳定，也可长期存在。

（2）大的脾血管瘤如果病情逐渐变化，可能发生自发性破裂。

（3）本病不可自愈，经手术切除后可达到临床治愈，预后良好。

（三）常用的体检方法

消化系统彩超或全腹彩超。

（四）进一步检查项目

影像学检查

上腹部 CT/MRI。

（五）健康管理

1. 预防

（1）定期体检。

（2）早发现、早干预、早治疗。

（3）避免腹部外伤。

（4）保持良好心态，注重休息，合理运动，增强体质。

（5）戒烟、戒酒。

2. 治疗

目的：防止自发性血管瘤破裂大出血、脾功能亢进等并发症。

（1）药物：无特效治疗药物。

（2）手术治疗：有自发或继发破裂可能者，可考虑手术切除。

十六、	**反流性食管炎**

（一）医学解释

反流性食管炎是指胃、十二指肠内容物反流入食管，引起食管黏膜的炎症如糜烂、溃疡和纤维化等病变。正常情况下，胃十二指肠的内容物是不会进入食管的，即使偶尔进入食管，食管自身的蠕动和清除功能也会将这些异常的胃十二指肠内容物排出。该病典型症状有反流（反酸）、烧心等，不典型症状包括胸痛、上腹不适、恶心及吞咽困难等，部分患者可有食管外症状，如慢性咳嗽、咽喉炎、哮喘等。

（二）危害及预后

1. 危害

反流性食管炎是以食管下段括约肌功能障碍为主的胃食管动力障碍性疾病。其病因主要有：抗反流屏障结构与功能异常、食管清除作用降低及食管黏膜屏障功能降低。随着病情的发展，常给患者带来以下生活质量影响及危害。

（1）食管损伤：由于胃内容物反流到食管，侵蚀食管壁所致。

（2）食管狭窄：由于炎症反复发作引起食管纤维组织增生，导致瘢痕狭窄。

（3）上消化道出血：由于食管壁血管被胃内容物侵蚀，会出现呕血、黑便等症状。

（4）咽喉炎。

（5）吸入性肺炎。

（6）并发食管癌。

2. 预后

（1）接受正规的治疗，可获得良好的治疗效果。

（2）容易复发。

（三）常用的体检方法

胃镜检查。

（四）进一步检查项目

1. 内镜检查

定期胃镜检测。

2. 其他检查

^{13}C- 尿素呼气试验。

（五）健康管理

1. 预防

（1）避免腹部过度用力。

（2）控制体重，避免肥胖。

（3）在饮食上避免食用影响食管下段括约肌压力的食物，如高脂肪食物、巧克力、咖啡、浓茶等；应保持足够的营养，多吃蔬菜及水果；避免进食辛辣刺激食物。

（4）进食习惯要规律，不宜过饱，不宜暴饮暴食；白天进食后不宜立即卧床，晚上睡前2小时内不宜进食；不宜食用过冷、过热、过硬以及过咸的食物。

（5）戒烟、戒酒。

（6）适度参加锻炼，增强体质，提高身体抵抗力。

（7）定期健康体检。

2. 治疗

目的：控制症状、治愈食管炎、减少复发和防治并发症。

（1）治疗药物：首选奥美拉唑等，可抑制胃酸分泌。

（2）对于抑酸治疗有效，但停药后易复发的患者，可考虑抗反流手术治疗。

十七、 消化性溃疡

（一）医学解释

消化性溃疡是指胃肠道黏膜被胃酸/胃蛋白酶消化造成的溃疡，溃疡处黏膜缺损超过黏膜肌层，故不同于糜烂。消化性溃疡可发生于食管、胃及十二指肠，也可发生于胃-空肠吻合口附近，或含有胃黏膜的梅克尔（Meckel）憩室内。其中胃溃疡和十二指肠溃疡最常见，一般消化性溃疡是指胃溃疡和十二指肠溃疡。常与各种因素，如胃酸、胃蛋白酶、幽门螺杆菌、药物、黏膜防御与修复异常、遗传易感性以及大量饮酒、长期吸烟、应激等诱因有关。其临床上典型症状为上腹部痛，性质可有钝痛、灼痛、胀痛、剧痛、饥饿样不适，部分仅表现上腹胀、上腹部不适、厌食、嗳气、反酸等消化不良症状。发作时剑突下、上腹部可有局限性压痛，缓解后可无明显体征。

（二）危害及预后

1. 危害

不同病因的消化性溃疡，好发部位存在差异。典型的胃溃疡多见于胃角附近及胃窦小弯侧，活动期胃溃疡一般为单个，也可多个，呈圆形或卵圆形。多数活动性溃疡，边缘较规整，周围黏膜常有充血、水肿，表面覆盖以渗出物形成的白苔或黄苔，底部由肉芽组织构成。随着病情的发展，常给患者身体带来以下危害。

（1）溃疡深者可累及胃、十二指肠壁肌层或浆膜层，累及血管时可引起大出血。

（2）侵及浆膜层时易引起穿孔。

（3）溃疡愈合后产生瘢痕。

（4）在幽门部位或在十二指肠球部，常易引起幽门梗阻。

（5）可能引起溃疡黏膜的癌变。

2. 预后

（1）大多数的溃疡经过规范治疗，可获得良好的效果，可以达到痊愈，不影响生活质量。

（2）若长期服用一些易引起消化性溃疡的药物，则预后不佳，容易反复发作。

（三）常用的体检方法

胃镜检查。

（四）进一步检查项目

1. 实验室检查

（1）血常规、粪常规 + 粪隐血试验。

（2）胃泌素 -17、胃蛋白酶原。

（3）肿瘤标志物：CA72-4、CEA、CA242、CA19-9。

（4）^{13}C- 尿素呼气试验。

2. 影像学检查

上腹部 CT。

（五）健康管理

1. 预防

（1）要规律用餐，注意不宜过饱，不宜暴饮暴食。避免进食坚硬、粗糙、油炸、高脂肪、刺激性食物及生冷、不易消化的食物。

（2）饮食清淡，禁忌辛辣，少饮浓茶、浓咖啡，食物应富有足够的营养，多吃蔬菜及水果。

（3）戒烟、戒酒。

（4）生活有规律，保持乐观愉快的情绪，劳逸结合，保证充足睡眠。

（5）避免服用损伤胃黏膜的药物。

（6）及时治疗胃幽门螺杆菌感染。

（7）定期健康体检。

2. 治疗

目的：去除病因，控制症状，促进溃疡愈合，预防复发和避免并发症。

（1）药物治疗：选用抑酸药（奥美拉唑等）、H2 受体拮抗剂（法莫替丁等）、抗酸剂及胃黏膜保护剂（枸橼酸铋钾等）、抗胃幽门螺杆菌药（阿莫西林等）组合治疗方案。

（2）内镜治疗：目的是止血，适用于消化道活动性出血的患者。

（3）手术治疗：当并发消化道大出血，经药物、胃镜及血管介入治疗无效时；急性穿孔、慢性穿透性溃疡、瘢痕性幽门梗阻内镜治疗无效、疑有癌变的患者。可选择部分或大部分胃切除。

十八、 **胃炎**

（一）医学解释

胃炎是指各种病因引起的胃黏膜炎症，显微镜下表现为组织学炎症，常伴有上皮损伤和细胞再生，是最常见的消化道疾病之一。按临床缓急和病程的长短，一般将胃炎分为急性胃炎（包括急性糜烂出血性胃炎、急性幽门螺杆菌胃炎及其他急性感染性胃炎）、慢性胃炎（包括慢性非萎缩性胃炎和慢性萎缩性胃炎）。不同类型胃炎病因及其临床表现也不同。急性胃炎的病因主要有：应激、药物、酒精、幽门螺杆菌感染及创伤和物理因素，常表现为上腹部疼痛不适、腹胀、恶心、呕吐、食欲不振、消化道出血等；慢性胃炎的病因主要有：幽门螺杆菌感染、胆汁反流、长期服用非甾体抗炎药和（或）阿司匹林及自身免疫因素，大多数患者无明显症状，有症状者可表现为中上腹部不适、饱胀、钝痛、烧灼痛，也可有食欲不振、嗳气、反酸、恶心等消化不良症状。

（二）危害及预后

1. 危害

随着病情的发展，常给患者带来以下生活质量影响及危害。

（1）情绪不稳定：由于胃炎可导致的不适症状，如恶心、呕吐、腹胀等，影响个人情绪，可出现心情低落和不稳定。

（2）腹泻：由于胃部比较虚弱，如果腹部着凉或者吃了生冷食物，通常会对胃肠造成刺激，导致胃肠痉挛，胃肠蠕动加快，会出现大便次数增加，大便稀水样等腹泻症状。

（3）胃部疼痛：主要是病菌通过消化道进入胃部，在局部滋生和繁殖，会对胃部的黏膜产生刺激，导致胃酸分泌过多，会出现胃部疼痛的症状。

（4）身体消瘦：由于胃部黏膜的病变，影响到胃肠的消化能力，对营养物质不能很好地消化和吸收，导致身体消瘦。

2. 预后

（1）多数胃炎患者有胃黏膜糜烂和出血，若能及时治疗，通常效果佳。

（2）对急性糜烂出血性胃炎，如果治疗不及时，少数患者可出现消化道出血及消化性溃疡。

（三）常用的体检方法

胃镜检查。

（四）进一步检查项目

1. 实验室检查

（1）血常规、粪便常规+隐血试验。

（2）生化全套。

（3）胃蛋白酶原、胃泌素-17。

（4）肿瘤标志物：CA72-4、CEA、CA242、CA19-9。

（5）^{13}C-尿素呼气试验。

2. 病理学检查

胃黏膜活检。

（五）健康管理

1. 预防

（1）要规律用餐，注意不宜过饱，不宜暴饮暴食。避免进食坚硬、粗糙、油炸、高脂肪、刺激性食物及生冷、不易消化的食物。不吃霉变食物，少吃腌制、熏制、富含硝酸盐和亚硝酸盐的食品。

（2）饮食清淡，禁忌辛辣，少饮浓茶、浓咖啡，食物应富有足够的营养，多吃蔬菜及水果。

（3）戒烟、戒酒。

（4）生活有规律，保持乐观愉快的情绪，劳逸结合，保证充足睡眠。

（5）避免服用损伤胃黏膜的药物。

（6）及时治疗胃幽门螺杆菌感染。

（7）定期健康体检。

2. 治疗

原则：治疗目的是去除病因、缓解症状、改善胃黏膜炎症反应和预防并发症。胃炎是一种需要长期调理的疾病，改善饮食和生活方式的调整是急、慢性胃炎治疗的一个重要方法。

（1）药物治疗：选用抑酸药（奥美拉唑等）、H2受体拮抗剂（法莫替丁等）、抗酸剂及胃黏膜保护剂（枸橼酸铋钾等）、抗胃幽门螺杆菌药（阿莫西林等）组合治疗方案。

（2）内镜治疗：目的是止血，适用于出血性胃炎的患者。

（3）中医中药治疗。

十九、 胃癌

（一）医学解释

胃癌是指源于胃黏膜上皮细胞的恶性肿瘤，绝大多数是腺癌。胃癌的高风险因素包括幽门螺杆菌感染、慢性萎缩性胃炎、肠上皮化生、异型增生、腺瘤、残胃、吸烟、遗传因素。而高盐饮食、吸食鼻烟、肥胖（贲门腺癌）、胃溃疡、恶性贫血甚至酗酒也可能与胃癌发生相关。早期胃癌患者常无特异的症状，随着病情的进展可出现上腹饱胀不适或隐痛，以饭后为重，伴食欲减退、嗳气、反酸、恶心、呕吐、黑便，以及胃部疼痛，向腰背放射，晚期患者可出现严重消瘦、贫血、水肿、发热、黄疸和恶病质。

（二）危害及预后

1. 危害

在幽门螺杆菌感染、不良环境与不健康饮食等多种因素作用下，可由慢性炎症—萎缩性胃炎—萎缩性胃炎伴肠上皮化生—异型增生而逐渐向胃癌演变。随着病情的进展将发生转移扩散，产生以下严重的身体危害。

（1）直接蔓延：侵袭至相邻器官，胃底贲门癌常侵犯食管、肝及大网膜，胃体癌则多侵犯大网膜、肝及胰腺。

（2）淋巴结转移：一般先转移到局部淋巴结，再到远处淋巴结；转移到左锁骨上淋巴结时，称为菲尔绍（Virchow）淋巴结。

（3）血行播散：最常转移到肝脏，其次是肺、腹膜、肾上腺，也可转移到肾、脑、骨髓等。

（4）种植转移：癌细胞侵及浆膜层后脱落入腹腔，种植于肠壁和盆腔，也可在直肠周围形成结节状肿块。

2. 预后

胃癌的预后直接与诊断时的分期有关。迄今为止，由于大部分胃癌在确诊时已处于中晚期，总体 5 年生存率不足 50%。

（三）常用的体检方法

胃镜检查。

（四）进一步检查项目

1. 实验室检查

（1）血常规、粪便常规 + 隐血试验。

（2）胃蛋白酶原、胃泌素 -17。

（3）肿瘤标志物：CA72-4、CEA、CA19-9、AFP、CA125、CA242。

（4）^{13}C- 尿素呼气试验。

2. 影像学检查

（1）胃肠超声检查。

（2）X 线气钡双重对比造影。

（3）上腹部 CT。

（4）上腹部 MRI。

3. 病理学检查

可疑癌组织活检。

（五）健康管理

1. 预防

（1）建立良好的生活习惯，戒烟、戒酒，规律饮食，多进食蔬菜、水果，避免高盐饮食，少食烟熏、煎炸食品，红肉及加工肉制品。

（2）加强锻炼，控制体重。

（3）具有胃癌高风险因素的病人，根除幽门螺杆菌（Helicobacter pylori，Hp）有助于预防胃癌发生。

（4）应用内镜、PGⅠ/Ⅱ等随访高危人群。

（5）阿司匹林、COX-2抑制剂、他汀类药物、抗氧化剂（包括多种维生素和微量元素硒）和绿茶可能具有一定预防作用。

2. 治疗

原则：应当采取综合治疗的原则，即根据肿瘤病理学类型及临床分期，结合患者一般状况和器官功能状态，采取多学科综合治疗模式达到根治或最大幅度地控制肿瘤、延长患者生存期、改善生活质量的目的。

（1）早期胃癌且无淋巴结转移证据时，可根据肿瘤侵犯深度，考虑内镜下治疗或手术治疗，术后无需辅助放疗或化疗。

（2）局部进展期胃癌或伴有淋巴结转移的早期胃癌，应当采取以手术为主的综合治疗。根据术后病理分期决定辅助治疗方案（辅助化疗，必要时考虑辅助放化疗）。

（3）复发/转移性胃癌应当采取以药物治疗为主的综合治疗手段，在恰当的时机给予姑息性手术、放疗、介入治疗、射频治疗等局部治疗，同时也应当积极给予镇痛、支架置入、营养支持等最佳支持治疗。

二十、 结直肠癌

（一）医学解释

结直肠癌是起源于结直肠黏膜上皮的恶性肿瘤。其中早期结直肠癌是指浸润深度局限于黏膜及黏膜下层，无论大小及有无淋巴结转移的结直肠癌，是我国常见恶性肿瘤。高龄、男性、长期吸烟、肥胖、大量饮酒、糖尿病、炎症性肠病、结直肠肿瘤家族史、长期摄入红肉和加工肉类等是结直肠癌的危险因素。早期结直肠癌可无明显症状，病情发展到一定程度可出现下列症状：①排便习惯改变；②粪便性状改变（变细、血便、黏液便等）；③腹痛或腹部不适；④腹部肿块；⑤肠梗阻相关症状；⑥全身症状，如贫血、消瘦、乏力、低热等，晚期可以出现腰骶部疼痛、黄疸、腹水等。

（二）危害及预后

1. 危害

该病是由临床上常见的结直肠腺瘤、腺瘤病（家族性腺瘤性息肉病及非家族性腺瘤性息肉病）、无蒂锯齿状病变、传统锯齿状腺瘤以及炎症性肠病相关的异型增生，在反复治疗效果不佳的情况下最终转变而成。依据病情的发展主要分为早期、中期和晚期，各期所出现的危害有所不同。

（1）早期：主要有大便次数不规律、便血、里急后重、肛门有下坠感、肛门疼痛感等症状。

（2）中期：可能发生肠狭窄，部分肠梗阻，出现大便变细、变形、腹胀、排便困难，甚至便血及消化道出血等症状。

（3）晚期：体内的肿瘤可能发生转移，常见有肝、肺、腹膜、腹腔、骨骼等全身转移，可出现贫血、消瘦、乏力、低热、腹水及腹部肿块等。

2. 预后

（1）如及时接受正规治疗，可显著提高患者的生存率及生活质量。

（2）若不接受正规治疗，将会发生全身多处转移，患者生存率及生活质量下降。

（三）常用的体检方法

肠镜检查。

（四）进一步检查项目

1. 实验室检查

（1）血常规、尿常规、粪便常规 + 隐血试验。

（2）生化全套。

（3）肿瘤标志物：CEA、CA242、CA19-9 、CA72-4、AFP、CA125。

（4）Septing 9 基因甲基化检测。

（5）二代测序基因检测。

（6）ctDNA。

2. 影像学检查

（1）全腹彩超。

（2）全腹 CT、肺部 CT、PET-CT。

（3）盆腔 MRI。

3. 病理学检查

可疑癌组织活检。

（五）健康管理

1. 预防

（1）定期检查：早发现、早诊断、早治疗，尤其是有家族遗传病史，宜开展消化内镜检查。

（2）控制体重，锻炼身体，增强体质，适度运动。

（3）保持良好饮食习惯，改变不良的生活方式，戒烟、戒酒。

（4）合理膳食，多摄入膳食纤维、全谷物、鱼类、含有维生素 C 的食物，多饮水、多食新鲜蔬菜，避免过量进食高脂肪、油炸、腌制、熏制食物，避免饮食不规律、暴饮暴食。

（5）治疗相关疾病及各种肠道炎症。

2. 治疗

（1）手术治疗：切除肿瘤病灶。根据患者自身的具体情况选择适宜的手术方式，如腹腔镜或开腹手术。

（2）药物治疗：化疗、靶向、免疫治疗。

（3）放疗。

（4）中医中药治疗。

二十一、 幽门螺杆菌阳性

（一）医学解释

呼气试验阳性表示胃部有幽门螺杆菌（Hp）感染。Hp 感染是人类最常见的感染，其感染可导致不同结局，从无症状的慢性活动性胃炎、消化不良、消化性溃疡直至胃恶性肿瘤（胃癌）等，并产生相应临床症状：胃胀、胃痛、反酸烧心、易饥饿、排便困难、腹泻、口臭等症状。目前认为以下人群有必要进行根除 Hp 治疗：消化性溃疡、胃黏膜相关淋巴组织淋巴瘤、慢性胃炎伴胃黏膜萎缩或糜烂、早期胃肿瘤已行内镜下切除或胃次全切除手术等。

（二）危害及预后

1. 危害

Hp 是一种革兰氏染色阴性螺旋状细菌，主要通过口腔途径在人与人之间传播，具有很强的传染性，可以通过唾液、手、食物、餐具甚至粪便等途径传播，而口腔是胃幽门螺杆菌的主要感染途径。随着病情的发展，常给患者带来以下身体危害。

（1）可引起胃黏膜活动性炎症，在慢性炎症活动的基础上，部分患者可并发胃溃疡、十二指肠溃疡。

（2）严重者可导致胃癌。

2. 预后

（1）呼气试验检测呈阳性，一般不会自愈。

（2）早期发现（诊断）并及时接受正规的治疗，单纯 Hp 胃炎可获得良好的治疗效果。

（3）根治 Hp 可改善胃黏膜炎症反应，阻止或延续胃黏膜萎缩、肠化生的发生和发展。

（三）常用的体检方法

^{13}C- 尿素呼气试验或 ^{14}C- 尿素呼气试验。

（四）进一步检查项目

1. 实验室检查

（1）血常规。

（2）胃蛋白酶原、胃泌素 -17。

（3）肿瘤标志物：CA72-4、CEA、CA242、CA19-9。

2. 内镜检查

胃镜。

（五）健康管理

1. 预防

（1）提倡使用公勺公筷，避免交叉感染。

（2）饮食清淡，少食辛辣、生冷、咖啡、浓茶、刺激性食物。应保证摄入充足营养，多吃蔬菜及水果。

（3）规律进食，用餐不宜太饱，不宜暴饮暴食。

（4）戒烟、戒酒。

（5）适度参加锻炼，增强体质，提高身体抵抗力。

（6）定期健康体检。

2. 治疗

药物治疗：可选用阿莫西林、克拉霉素、左氧氟沙星、呋喃唑酮、甲硝唑、四环素等，组合治疗方案。

二十二、　甲胎蛋白增高

（一）医学解释

甲胎蛋白（AFP）是一种糖蛋白，正常情况下，这种蛋白主要来自胚胎的肝细胞，胎儿出生后甲胎蛋白很快从血液中消失，因此正常人血清中甲胎蛋白的含量不到 20 μg/L。甲胎蛋白增高见于：①肝癌：每次复查持续升高，≥ 400 μg/L 超过 1 个月，或 ≥ 200 μg/L 持续 2 个月，高度怀疑肝癌；②急、慢性肝炎与肝硬化的患者；③生殖腺胚胎肿瘤，如睾丸癌、卵巢癌、畸胎瘤等。

（二）进一步检查项目

1. 实验室检查

（1）肝功能全套。

（2）乙肝两对半、乙肝 DNA、甲肝抗体、丙肝抗休。

（3）肝纤四项。

（4）肿瘤标志物：AFP-L3%、DCP、GP73、铁蛋白。

（5）β-hCG（hCG 为人绒毛膜促性腺激素）：排除育龄女性怀孕。

2. 影像学检查

（1）全腹彩超、阴囊彩超（男）。

（2）肝脏 MRI+ 增强。

二十三、　甲胎蛋白异质体比率增高

（一）医学解释

AFP 是一种单链糖蛋白，根据其与小扁豆凝集素的亲和力从低到高依次分为 AFP-L1、AFP-L2 和 AFP-L3， AFP-L3 主要来源于肝癌细胞，也被称为甲胎蛋白异质体。甲胎蛋白异质体比率（AFP-L3%）是指 AFP-L3 与 AFP 的比值，被称为新一代肝细胞癌标志物。AFP-L3% 与肝癌的发生直接相关，是诊断肝癌的高特异性指标，能显著提高肝细胞癌的检出率，特别是对 AFP 阴性的肝细胞癌的敏感性、早期诊断更为准确，也有助于对肝癌预后的评估。

同时在影像学检查尚未发现肝癌特征性占位性病变时，对 AFP 低浓度检测阳性病例进行 AFP-L3% 检测，可以早期预警肝癌的发生。

（二）进一步检查项目

1. 实验室检查

（1）肝功能全套。

（2）乙肝两对半、乙肝 DNA、甲肝抗体、丙肝抗体。

（3）肝纤四项。

（4）肿瘤标志物：AFP、DCP、GP73、铁蛋白。

2. 影像学检查

（1）全腹彩超。

（2）肝脏 MRI+ 增强。

二十四、　异常凝血酶原增高

（一）医学解释

原发性肝癌患者由于缺乏维生素 K 依赖性 γ- 谷氨酰羧化酶，肝癌细胞未能将谷氨酸残基完全羧化为谷氨酰胺残基，导致生成大量不能与钙离子结合的蛋白（PIVKA-Ⅱ），即异常凝血酶原（DCP）。其升高主要见于肝细胞癌。某些良性疾病如肝脏梗阻性黄疸、肝硬化等也可引起 DCP 不同程度的升高。

此外一些影响因素如维生素 K 缺乏、饮酒、服用某些抗凝药物也会引起 DCP 升高。

（二）进一步检查项目

1. 实验室检查

（1）肝功能全套。

（2）乙肝两对半、乙肝 DNA、甲肝抗体、丙肝抗体。

（3）肝纤四项。

（4）肿瘤标志物：AFP、AFP-L3%、GP73、铁蛋白。

（5）维生素 K 检测。

（6）凝血四项。

2. 影像学检查

（1）全腹彩超。

（2）肝脏 MRI+ 增强。

二十五、 癌胚抗原增高

（一）医学解释

癌胚抗原（CEA）是一种广谱的肿瘤标志物，属于非器官特异性肿瘤相关抗原。其升高主要见于：结肠直肠癌、胃癌、胰腺癌、小肠腺癌、肺癌、肝细胞癌、乳腺癌以及甲状腺髓质癌等。某些良性消化道疾病如肠梗阻、胆道梗阻、胰腺炎、肝硬化、结肠息肉、溃疡性结肠炎等也可轻度升高，此外部分吸烟者和老年人也会轻度升高。

（二）进一步检查项目

1. 实验室检查

（1）生化全套。

（2）肿瘤标志物：CA242、CA72-4、CA19-9、CA15-3、CEA、NSE、CYFRA21-1。

2. 影像学检查

（1）甲状腺彩超、乳腺彩超、全腹彩超。

（2）全腹 CT、肺部 CT。

3. 内镜检查

胃镜、肠镜。

二十六、　糖类抗原 72-4 增高

（一）医学解释

糖类抗原 72-4（CA72-4）是一种对胃癌具有较高的敏感性和特异性的

血清肿瘤标志物，并且与胃癌的淋巴结转移有较高的相关性，其在血清中的水平与胃癌的分期有明显的相关性，有助于正确评估临床分期，但在其他的一些肿瘤如结直肠癌、胰腺癌、肝癌、肺癌、乳腺癌、卵巢癌等也有一定阳性率。此外，在消化道炎症如胃炎、胆汁反流、肠炎、胰腺炎等，以及痛风、良性妇科疾病、服用某些特定药物、妊娠、肝肾功能异常者也有不同程度升高。

（二）进一步检查项目

1. 实验室检查

（1）生化全套。

（2）胃蛋白酶原、胃泌素 -17。

（3）肿瘤标志物：CA242、CA19-9、CA15-3、CA125、CEA、NSE、CYFRA21-1。

（4）^{13}C- 尿素呼气试验。

2. 影像学检查

全腹彩超、乳腺彩超（女）。

3. 内镜检查

胃镜、肠镜。

二十七、 糖类抗原 19-9 增高

（一）医学解释

糖类抗原 19-9（CA19-9）是一种与胰腺癌、胆囊癌、结肠癌和胃癌相关的肿瘤标志物，又称胃肠癌相关抗原。在良性疾病，如胰腺炎、肝炎、胆石症、肝炎、肝硬化、胆囊炎、胆管炎、胃肠炎等疾病中也有不同程度的升高。

（二）进一步检查项目

1. 实验室检查

（1）肝功能全套、肝纤四项。

（2）淀粉酶（血、尿）。

（3）肿瘤标志物：CA242、CEA、CA72-4。

2. 影像学检查

（1）全腹彩超。

（2）全腹（胰腺）CT/MRI。

3. 内镜检查

胃镜、肠镜。

二十八、 糖类抗原 242 增高

（一）医学解释

糖类抗原 242（CA242）水平在正常人和良性肿瘤患者中很低，但在消化道等多种器官恶性肿瘤患者中水平很高，特别是在胰腺癌、结直肠肿瘤患者中呈现高表达，因此其对胰腺癌和结直肠癌具有很高的敏感性和特异性，是胰腺癌和结直肠癌的第三代肿瘤标志物。在肝癌、胃癌、食管癌、肺癌、卵巢癌、子宫癌中也有一定的阳性率。

（二）进一步检查项目

1. 实验室检查

（1）肝功能全套。

（2）淀粉酶（血、尿）。

（3）肿瘤标志物：CA19-9、CEA、CA72-4、AFP、NSE、CYFRA21-1、CA125。

2. 影像学检查

（1）全腹彩超。

（2）全腹 CT、肺部 CT。

3. 内镜检查

胃镜、肠镜。

二十九、　血清 α-L- 岩藻糖苷酶增高

（一）医学解释

原发性肝癌患者血清中 α-L- 岩藻糖苷酶（AFU）活性显著增高，目前它被认为是原发性肝癌的一种新的肿瘤标志物。其增高还可见于转移性肝癌、胆管细胞癌、慢性肝炎、肝硬化及妊娠女性。

（二）进一步检查项目

1. 实验室检查

（1）肝功能全套。

（2）乙肝两对半、乙肝 DNA、丙肝抗体。

（3）肝纤四项。

（4）肿瘤标志物：AFP、AFP-L3%、DCP、GP73、铁蛋白。

2. 影像学检查

（1）全腹彩超。

（2）肝脏 MRI+ 增强。

三十、 总蛋白异常

（一）医学解释

总蛋白是测定肝功能及人体营养状况的重要指标之一。生理性增高多与高蛋白饮食有关。病理性增高可见于：①脱水，如呕吐、腹泻、高热大汗；②血清蛋白质合成增加，如多发性骨髓瘤、巨球蛋白血症等。病理性降低见于：①各种原因所致水潴留；②营养不良和消耗增多，如长期饥饿、饮食中蛋白不足、消化道疾病所致的吸收不良，结核、甲亢、长期发热、恶性肿瘤等致血浆蛋白大量消耗；③合成障碍，如严重肝炎；④血浆蛋白大量丢失，如肾病综合征。

（二）进一步检查项目

1. 实验室检查

（1）血常规（高、低时均检测）。

（2）生化全套（高、低时均检测）。

（3）血清蛋白电泳（高时检测）。

（4）甲状腺功能检查（低时检测）。

（5）肿瘤标志物：肿瘤标志物全套（低时检测）。

2. 影像学检查

（1）全腹彩超（低时检测）。

（2）甲状腺彩超。

（3）肺部 CT（低时检测）。

三十一、球蛋白异常

（一）医学解释

球蛋白（Glb）是主要参与身体免疫功能的一组蛋白质。球蛋白增高见于感染性疾病、自身免疫性疾病、多发性骨髓瘤、肝硬化、寄生虫病及肾病综合征等。球蛋白降低可见于：①生理性见于小于 3 岁的婴幼儿；②合成减少，如肾上腺皮质功能亢进、长期大剂量使用肾上腺皮质激素及免疫抑制剂等。

（二）进一步检查项目

1. 实验室检查

（1）血常规。

（2）hs-CRP。

（3）生化全套。

（4）肝纤四项、GP73。

（5）血清蛋白电泳。

（6）肾上腺皮质激素检测（降低时检测）。

2. 影像学检查

（1）肾上腺彩超（降低时检测）。

（2）肾上腺 MRI（降低时检测）。

三十二、 白蛋白降低

（一）医学解释

人血清白蛋白为体内重要的营养蛋白，并参与维持血浆胶体渗透压、酸碱平衡等内环境稳定，也是血浆中多种物质的主要转运蛋白。人血清白蛋白（Alb）异常的临床意义，通常应结合血清总蛋白（serum total protein, TP）、球蛋白（Glb）和 A/G 比值进行分析：①急性 Alb 降低伴 TP 降低但 A/G 正常，见于大出血、严重烫伤时血浆大量丢失或短期内大量补液；②慢性 Alb 降低伴 TP 降低但 A/G 正常，见于长期营养不良导致的蛋白质合成不足；③慢性 Alb 降低但 TP 正常或略减少，而球蛋白升高、A/G 降低甚至倒置，提示肝纤维化导致肝实质细胞 Alb 生成受损、肝间质细胞球蛋白表达上调；④慢性 Alb 及 TP 降低，球蛋白正常而 A/G 降低，提示为血浆 Alb 大量丢失所致，如肾病综合征等致 Alb 从尿丢失，妊娠期特别是晚期，由于对 Alb 需求增加，又伴有血容量增高，亦可见上述改变，但分娩后可迅速恢复正常；⑤由于 Alb 为维持血浆胶体渗透压的主要成分，当 Alb < 20g/L 时，常发生水肿。

（二）进一步检查项目

1. 实验室检查

（1）血常规。

（2）肾功能全套。

（3）肝纤四项。

2. 影像学检查

全腹彩超。

| 三十三、 | **直接胆红素增高** |

（一）医学解释

直接胆红素测定有助于肝胆疾病的早期诊断，协助肝细胞性黄疸及阻塞性黄疸的鉴别。其生理性增高与妊娠、月经、服用某些激素类药物等有关；病理性增高可见于阻塞性及肝细胞性黄疸等。

（二）进一步检查项目

1. 实验室检查

肝功能全套。

2. 影像学检查

（1）肝脏彩超。

（2）肝脏 MRI。

三十四、 **间接胆红素增高**

（一）医学解释

间接胆红素增高见于：①生理性增高，剧烈运动、饮酒、月经、妊娠、服用某些药物等；②病理性增高，溶血性黄疸、阵发性血红蛋白尿、恶性贫血、红细胞增多症、肝炎后高胆红素血症、败血症等。

（二）进一步检查项目

1. 实验室检查

（1）血常规、尿常规。

（2）肝功能全套。

（3）维生素 B_{12} 检查。

2. 影像学检查

（1）肝脏彩超。

（2）肝脏 MRI。

三十五、 **总胆红素增高**

（一）医学解释

总胆红素（total bilirubin，TBil）增高见于：①生理性增高，剧烈运动、饮酒、妊娠、服用某些药物等；②病理性增高，各类肝炎、肝硬化、溶血、肝外阻塞性疾病、肝癌等。

（二）进一步检查项目

1. 实验室检查

（1）肝功能全套。

（2）肝纤四项。

（3）肝癌三项。

2. 影像学检查

（1）肝脏彩超。

（2）肝脏MRI。

三十六、 总胆汁酸增高

（一）医学解释

血清总胆汁酸（total bile acid，TBA）测定可反映肝细胞的合成、摄取和排泌功能。血清TBA增高常见于下列情况：①肝细胞损伤，TBA增高是肝细胞损害的敏感指标，并有助于估计其预后和提示病情复发，急性肝炎、慢性活动性肝炎、酒精肝、中毒性肝病、肝硬化和肝癌时TBA显著增高，尤其是肝硬化时TBA阳性率明显高于其他指标；②肝内、肝外胆管阻塞，胆道梗阻、胆汁性肝硬化、新生儿胆汁淤积、妊娠性胆汁淤积、胆石症、胆道肿瘤时，血清中 TBA 均可显著增高；③门脉分流，肠道中次级胆酸经分流的门脉系统直接进入体循环，使血 TBA 升高；④生理性增高，进食后血清胆汁酸可一过性增高。

（二）进一步检查项目

1. 实验室检查

（1）肝功能全套。

（2）肝纤四项。

（3）肝癌三项。

2. 影像学检查

（1）肝脏彩超。

（2）肝脏 MRI。

三十七、 丙氨酸氨基转移酶增高

（一）医学解释

丙氨酸氨基转移酶（ALT）测定主要用于肝脏疾病实验诊断。ALT 稍增高可能与熬夜、疲劳、饮食、饮酒等有关；阻塞性黄疸、胆石症、胆囊炎及一些肝外疾病如骨骼肌疾病、肺梗死、肾梗死、胰腺炎、心肌梗死、心肌炎、心力衰竭等也可轻度升高；肝硬化、慢性肝炎、肝癌可中度升高；各种急性肝损伤如急性传染性肝炎及药物或酒精中毒时明显升高；此外服用某些药物（如氯丙嗪、异烟肼、奎宁、水酸制剂等）时可见血清 ALT 升高。

（二）进一步检查项目

1. 实验室检查

（1）肝功能全套。

（2）肝纤四项。

（3）肝癌三项。

（4）凝血四项。

（5）乙肝两对半、丙肝抗体。

2. 影像学检查

（1）全腹彩超。

（2）肝脏 MRI+ 增强。

三十八、　天冬氨酸氨基转移酶增高

（一）医学解释

天门冬氨酸氨基转移酶（AST）是测定肝功能及心肌损伤的重要指标之一。AST 增高可见于急慢性肝炎、酒精性肝炎、肝硬化、肝脏肿瘤、心肌梗死等疾病，其他如心肌炎、肾炎、骨骼肌损伤等疾病也可增高。

（二）进一步检查项目

1. 实验室检查

（1）血常规、尿常规。

（2）肝功能全套、肾功能全套、心肌酶谱。

（3）肌钙蛋白 I 。

（4）肝纤四项。

（5）肝癌三项。

（6）凝血四项。

（7）乙肝两对半、丙肝抗体。

2. 功能检查

心电图检查。

3. 影像学检查

（1）全腹（肝脏）彩超、心脏彩超。

（2）肝脏 MRI+ 增强。

三十九、　γ－谷氨酰转肽酶增高

（一）医学解释

γ－谷氨酰转肽酶（γ-GGT）主要用于肝胆疾病的实验室诊断，增高见于胆道阻塞性疾病、各种急慢性病毒性肝炎、肝硬化、脂肪肝、肝癌等。酒精、某些药物（如苯巴比妥、苯妥英）也可引起 γ-GGT 增高。

（二）进一步检查项目

1. 实验室检查

（1）肝功能全套。

（2）乙肝两对半、丙肝抗体。

（3）肝纤四项。

（4）肝癌三项。

（5）凝血四项。

2. 影像学检查

（1）全腹（肝脏）彩超。

（2）肝脏 MRI+ 增强。

四十、 碱性磷酸酶增高

（一）医学解释

血清碱性磷酸酶（alkaline phosphatase，ALP）测定主要用于肝胆疾病和骨骼代谢相关疾病的实验诊断。增高见于：①生理性增高，见于生长期儿童、孕妇；②病理性增高，见于肝病，包括急慢性肝炎（病毒性及中毒性）、肝硬化、胆石症、肝外胆道阻塞、肿瘤等，以及骨病，包括纤维性骨炎、骨折修复、Paget病、骨肿瘤等；③其他，包括维生素D缺乏、甲状腺功能亢进等。

（二）进一步检查项目

1. 实验室检查

（1）肝功能全套。

（2）肝纤四项。

（3）肝癌三项。

（4）凝血四项。

（5）乙肝两对半、丙肝抗体。

（6）骨钙素。

（7）骨碱性磷酸酶。

（8）甲状腺功能检查。

（9）25-羟维生素D。

2. 影像学检查

（1）全腹（肝脏）彩超、甲状腺彩超。

（2）肝脏 MRI+ 增强。

四十一、腺苷脱氨酶增高

（一）医学解释

肝脏发生疾病时可见血清腺苷脱氨酶（adenosine deaminase，ADA）升高，阻塞性黄疸时血清 ADA 一般正常，故与其他肝功能指标联合测定有助于鉴别黄疸。

（二）进一步检查项目

1. 实验室检查

（1）肝功能全套。

（2）乙肝两对半定量。

（3）肝癌三项。

（4）凝血四项。

2. 影像学检查

（1）全腹彩超。

（2）肝脏 MRI+ 增强。

四十二、淀粉酶增高

（一）医学解释

血清淀粉酶（amylase，AMY）测定主要用于急性胰腺炎的实验室诊断。急性胰腺炎时血清 AMY 明显升高，升高幅度一般和疾病严重程度无关，但升高幅度越大急性胰腺炎的可能性越大。AMY 分子量较小，可通过肾小球滤出，故在急性胰腺炎时尿 AMY 也升高。此外 AMY 增高还见于：急性腮腺炎、急性阑尾炎、肠梗阻、胰腺癌、胆石症、溃疡穿孔、肾功能障碍等。

（二）进一步检查项目

1. 实验室检查

（1）尿常规、尿 AMY。

（2）肾功能。

（3）CA19-9。

2. 影像学检查

（1）全腹彩超。

（2）上腹部 MRI。

四十三、 胃蛋白酶原异常

（一）医学解释

胃蛋白酶原（pepsinogen，PG）是由胃分泌的参与消化的胃蛋白酶的前体，可较为准确地显示胃黏膜的状态和功能，可分为 PG I 和 PG II 两种亚型。胃蛋白酶原 I（PG I）是由胃底腺的主细胞和黏液颈细胞分泌，胃蛋白酶原 II（PG II）除主细胞和黏液颈细胞分泌外，幽门腺和十二指肠腺亦可产生。随着胃病的发展，血清中 PG I 先升高再降低、PG II 升高后维持较高水平。这样 PG I、PG II、PG I /PG II 比值的异常会提示不同的胃病，所以 PG 是慢性胃炎、胃溃疡、十二指肠溃疡、胃癌等胃部疾病的初筛指标和治疗的监控指标。

（1）PG I 是检测胃底腺细胞功能的指标，胃酸分泌增多 PG I 升高，胃酸分泌减少或胃黏膜腺体萎缩则 PG I 降低。

（2）PG II 与胃底黏膜病变的相关性较大（相对于胃窦黏膜），其升高与胃底腺管萎缩、肠上皮化生或假幽门腺化生异型增生有关。

（3）PG I /PG II 比值进行性降低与胃黏膜萎缩进展相关。因此，联合测定 PG I 和 PG II 比值可起到胃腺黏膜"血清学活检"的作用。

（二）进一步检查项目

1. 实验室检查

（1）胃泌素 -17。

（2）肿瘤标志物：CA72-4、CEA。

（3）^{13}C- 尿素呼气试验或 ^{14}C- 尿素呼气试验。

2. 影像学检查

胃肠彩超。

3. 内镜检查

胃肠镜。

四十四、 胃泌素 -17 异常

（一）医学解释

胃泌素是由胃肠道 G 细胞分泌的多肽类激素，对调节消化道功能和维持其结构完整性具有重要作用。增高主要见于：胃泌素瘤、胃窦黏膜过度形成、慢性肾衰竭、胃溃疡、A 型萎缩性胃炎、迷走神经切除术后、甲状腺功能亢进。降低见于 B 型萎缩性胃炎等。

（二）进一步检查项目

1. 实验室检查

（1）胃蛋白酶原。

（2）肿瘤标志物：CA72-4、CEA。

（3）^{13}C- 尿素呼气试验或 ^{14}C- 尿素呼气试验。

2. 影像学检查

胃肠彩超。

3. 内镜检查

胃肠镜。

四十五、　Hp 尿素酶抗体检测阳性

（一）医学解释

Hp 尿素酶抗体阳性，提示胃部有幽门螺杆菌感染，可能引起胃炎、胃溃疡等消化系统疾病。

（二）进一步检查项目

1. 实验室检查

（1）胃蛋白酶原、胃泌素 -17。

（2）肿瘤标志物： CA72-4、CEA。

（3）^{13}C- 尿素呼气试验或 ^{14}C- 尿素呼气试验。

2. 影像学检查

胃肠彩超。

3. 内镜检查

胃肠镜。

四十六、 **甲肝抗体阳性**

（一）医学解释

甲型肝炎病毒（hepatitis A virus，HAV）为甲型病毒性肝炎（简称甲肝）的病原体，主要通过粪－口途径传播。甲肝抗体有以下两种类型。

（1）HAV-IgM 型抗体，在发病后 2~3 周内达到高峰，1~2 个月后迅速下降，3 个月后基本消失，因此，HAV-IgM 型抗体是诊断甲肝早期感染的指标。

（2）HAV-IgG 型抗体，一般在急性感染后 3~12 周出现，6 个月后达高峰，然后逐渐下降，但维持时间很长，可终身存在，HAV-IgG 型抗体阳性，表示过去曾受过 HAV 感染，但体内已无 HAV，是一种保护性抗体，可用于甲肝的流行病学调查，表示有既往感染史。

（二）进一步检查项目

1. 实验室检查

肝功能全套。

2. 影像学检查

（1）全腹彩超。

（2）肝脏 MRI+ 增强。

| 四十七、 | **乙肝两对半结果异常** |

（一）医学解释

乙型肝炎病毒（hepatitis B virus，HBV）属于嗜肝 DNA 病毒科，是乙型病毒性肝炎（简称乙肝）的致病原因。HBV 的免疫检测指标主要包括：乙肝表面抗原（HBsAg）、乙肝表面抗体（HBsAb）、乙肝 e 抗原（HBeAg）、乙肝 e 抗体（HBeAb）、乙肝核心抗体（HBcAb）。乙肝两对半检查的常见模式及意义如下。

（1）乙肝两对半全部阴性，是正常模式，体检者可注射乙肝疫苗。

（2）乙肝两对半第 2 项阳性，其余 4 项阴性，说明体检者曾经注射过乙肝疫苗并产生了抗体，有免疫力，或曾经有过乙肝病毒的感染，现已获得了免疫力。

（3）乙肝两对半第 1、3、5 项阳性，其余 2 项阴性，俗称乙肝大三阳，说明可能有急、慢性乙肝，传染性相对较强。

（4）乙肝两对半第 1、4、5 项阳性，其余 2 项阴性，俗称乙肝小三阳，说明可能有急、慢性乙肝，传染性相对较弱。

（5）乙肝两对半第 5 项阳性，其余 4 项阴性，说明既往感染；恢复期乙肝表面抗原已消失，乙肝表面抗体尚未出现。

（6）乙肝两对半第 1 项阳性，其余 4 项阴性，说明是急性病毒感染的潜伏期后期。

（7）乙肝两对半第 2、4、5 项阳性，其余 2 项阴性，说明是乙肝的恢复期，已有免疫力。

（8）乙肝两对半第2、5项阳性，其余3项阴性，说明是接种了乙肝疫苗以后，或是乙肝病毒感染后已康复，已有免疫力。

（二）进一步检查项目

1. 实验室检查

（1）肝功能全套。

（2）乙肝病毒DNA。

（3）肝纤四项、GP73。

（4）肝癌三项。

2. 影像学检查

（1）全腹彩超。

（2）肝脏MRI+增强。

四十八、　乙肝病毒DNA定量增高

（一）医学解释

乙肝病毒DNA定量检测是利用DNA检测技术来判断患者体内的乙肝病毒含量，是判断乙肝病毒在患者体内复制程度的非常重要的检测手段，临床上可用来评估乙肝传染性高低、指导抗病毒药物的应用以及药物疗效的评价等。

（1）评估传染性高低：HBV-DNA 定量阳性，则提示乙肝病毒在复制，具有传染性，且数值越大，病毒复制越活跃，传染性越强。

（2）判断药物的疗效：乙肝抗病毒药物可以抑制乙肝病毒的复制，所以乙肝病毒 DNA 定量检测可用于药物疗效的评估。如果在用药后乙肝病毒 DNA 定量结果逐渐下降，则表明该药的治疗是有效果的。

（二）进一步检查项目

1. 实验室检查

（1）肝功能全套。

（2）肝纤四项、GP73。

（3）肝癌三项。

2. 影像学检查

（1）全腹彩超。

（2）肝脏 MRI+ 增强。

四十九、　丙肝抗体阳性

（一）医学解释

丙肝抗体（抗 -HCV）是一种非保护性抗体，阳性是诊断丙型肝炎病毒（hepatitis C virus，HCV）感染的重要依据。有以下两种类型。

（1）抗 -HCVIgM 阳性：①表明丙型病毒性肝炎（简称丙肝）病毒近期感染，常见于急性 HCV 感染，是诊断丙肝的早期敏感指标，持续阳性常可作为急性肝炎转为慢性肝炎的指标；②是 HCV 活动的指标，在慢性 HCV 感染时，若抗 -HCVIgM 阳性只表示病变活动，常伴有 ALT 升高；③提示病毒持续存在并有复制，是判断 HCV 传染性的指标。

（2）抗 -HCVIgG 阳性：出现晚于抗 -HCVIgM，阳性表明体内已有 HCV 感染，但不能作为 HCV 感染的早期诊断指标，在慢性期、持续感染或丙肝恢复期，抗 -HCVIgG 多为阳性。

（二）进一步检查项目

1. 实验室检查

（1）肝功能全套。

（2）肝纤四项、GP73。

（3）肝癌三项。

2. 影像学检查

（1）全腹彩超。

（2）肝脏 MRI+ 增强。

五十、 戊肝抗体阳性

（一）医学解释

戊肝抗体（抗 -HEV）有以下两种类型。

（1）抗 -HEVIgM 阳性：表明新近感染戊型肝炎病毒（hepatitis E virus，HEV），但持续时间较短，可作为急性感染的指标。

（2）抗 -HEVIgG 阳性：表示有 HEV 既往感染史或身体注射戊肝疫苗有效，身体对戊型病毒性肝炎（简称戊肝）具有免疫力。

（二）进一步检查项目

1. 实验室检查

肝功能全套。

2. 影像学检查

（1）全腹彩超。

（2）肝脏 MRI+ 增强。

第三章

五十一、 粪便隐血阳性

（一）医学解释

消化道出血量较少时，红细胞已被消化分解，粪便外观无血色，且显微镜检查也未发现红细胞，称为隐血。粪便隐血试验（fecal occult blood, FOB）是测定消化道出血的一种方法，主要用于检验肉眼不可见的少量出血（每日出血量小于 5mL）。阳性表示有消化道部位的出血，如消化道炎症、溃疡、损伤，或痔、肿瘤、急性胃黏膜病变、肠结核、结肠炎、伤寒、钩虫病以及流行性出血热等疾病。

（二）进一步检查项目

1. 实验室检查

（1）血常规。

（2）肿瘤标志物：CEA、CA242、CA19-9、CA72-4。

2. 内镜检查

胃肠镜。

第四章 泌尿生殖系统

 一、肾囊肿

（一）医学解释

肾囊肿指肾脏囊性占位性疾病，可累及单侧或双侧肾脏，随着年龄的增长发生率增高，男性多发，但2/3以上见于60岁以上老人。大多数无症状，多在健康体检或其他疾病行超声检查时发现，临床表现为：患侧腹部或背部胀痛，可有镜下血尿、腹部包块等。

（二）危害及预后

1. 危害

该病常起源于肾小管，囊肿与肾小管相连，可能是由于肾小管梗阻，或某些原因引起肾单位不同部位的局部扩张所致。囊肿较小时，只需临床观察，一般不需要处理，随着囊肿逐渐增大，常给患者带来以下身体危害。

（1）可能会破裂，形成周围血肿，出现腰痛，加重病情。

（2）如双肾多发，体积增大，且长时间压迫肾脏周围组织，会影响肾功能，导致血肌酐增高，引起肾积水等。严重者可能会出现血尿、蛋白尿，造成肾衰竭。

（3）合并感染时疼痛剧烈。

（4）囊肿压迫肾脏会造成肾脏缺血，使肾素分泌增多，从而引起肾性高血压。

2. 预后

（1）单纯性小的肾囊肿，一般无临床症状，不影响肾功能。

（2）如果出现症状，治疗不及时，可能出现肾性高血压等，严重者影响生活质量。

（三）常用的体检方法

泌尿系统彩超或全腹彩超。

（四）进一步检查项目

1. 实验室检查

（1）血常规、尿常规。

（2）肾功能全套。

2. 影像学检查

双肾 CT/MRI。

3. 病理学检查

肾囊肿穿刺活检。

（五）健康管理

1. 预防

（1）定期体检，及时发现肾功能损害。

（2）养成良好的生活习惯，避免劳累，保持轻松、愉快的心情。

（3）日常注意清淡饮食，应保持足够的营养，多吃蔬菜及水果，避免进食辛辣刺激食物；戒烟、戒酒；积极参加锻炼，增强体质，提高身体抵抗力。

（4）避免使用肾毒性药物。

2. 治疗

（1）暂无特效药物。直径小于 5cm 的单纯性肾囊肿无症状时无需任何治疗，可以每年进行彩超检查，动态观察。

（2）直径大于 5cm 或引发临床症状的肾囊肿，尤其是囊肿出现压迫症状者，可在超声引导下进行微创介入治疗。

（3）怀疑有恶性倾向的肾囊肿，需每隔 6 个月做 CT/MRI 检查，如果囊性病变没有进展，以后每年随访一次。

二、 多囊肾

（一）医学解释

多囊肾是常染色体显性遗传性疾病，其特点是双肾有广泛的囊肿形成，囊肿进行性增多、长大，造成对肾实质的压迫，最终破坏肾脏的结构和功能，导致终末期肾病。早期可能没有任何症状，随着时间的延长，将会逐渐损害肾脏。临床上病程长，进展慢，表现多样，主要包括肾脏表现（结构和功能异常）：随着囊肿体积和数量逐渐增加，肾脏体积也渐渐增大，部分病人可在腹部触及肿块，随呼吸移动，有背部或肋腹部疼痛，此外还有高血压、蛋白尿、血尿和感染等症状。肾外表现（有囊性和非囊性）：囊性病变可累及肝脏、胰腺、脾脏、卵巢及蛛网膜等器官；非囊性病变包括心脏瓣膜异常、结肠憩室和颅内动脉瘤等。

（二）危害及预后

1. 危害

该病是肾脏的皮质和髓质出现多个囊肿的一种遗传性疾病，可累及肾脏及除肾脏以外的各个器官和组织。随着病情的进一步发展，常给患者带来以下身体危害。

（1）由于肾脏逐渐增大，可出现腹部膨隆，腰部不适。

（2）易出现感染或者结石，炎症或结石的刺激，可能会导致肾破裂出血。

（3）肾功能可逐渐减退，出现肾衰竭。

2. 预后

常染色体显性遗传性多囊肾一般无法治愈。

（三）常用的体检方法

泌尿系统彩超或全腹彩超。

（四）进一步检查项目

1. 实验室检查

（1）血常规、尿常规。

（2）肾功能全套、电解质。

（3）基因检测。

2. 影像学检查

双肾 CT/MRI。

（五）健康管理

1. 预防

（1）定期体检，了解疾病的相关知识，以便及早发现肾功能损害。

（2）养成良好的生活习惯，避免劳累，保持轻松、愉快的心情。

（3）日常注意清淡饮食，低蛋白饮食，多吃蔬菜及水果，避免进食辛辣刺激食物，限制食用含咖啡因的饮料。

（4）戒烟、戒酒。

（5）适当参加体育运动，增强体质，提高身体抵抗力。避免剧烈的体力劳动（活动）和腹部受伤，以免囊肿破裂出血。

（6）避免使用肾毒性药物。

2. 治疗

（1）暂无特效药物，无症状时不需要任何治疗，可以定期进行彩超检查，动态观察其变化。

（2）对症治疗，控制和预防疼痛、出血、高血压、感染等。

（3）肾脏替代治疗：血液透析、腹膜透析及肾移植。

三、 **肾错构瘤**

（一）医学解释

肾错构瘤是一种由血管、平滑肌和脂肪组织组成的常见的肾脏良性肿瘤。因其缺乏特异性表现，肿瘤较小时无症状，大部分病人常因体检或其他原因就诊行超声或 CT 检查时发现。生长缓慢，一般不具有破坏性。如肿瘤内部出血可出现突发局部疼痛，如体积大的肿瘤突然破裂出血，可出现急性腰腹痛，低血容量性休克、血尿等。

（二）危害及预后

1. 危害

肿瘤体积较小时，通常不会对身体产生影响，若肿瘤体积不断增大，则可导致以下危害。

（1）肿瘤体积增大，可压迫周围组织器官，造成腹部、腰部疼痛。

（2）肿瘤体积不断增大，会破坏正常肾组织，影响肾功能，出现血尿等。

（3）可能会出现自发破裂出血或大出血。

2. 预后

（1）肿瘤体积较小时，通常不会对身体产生影响，如果及时发现或接受治疗，部分肾错构瘤经过手术治疗可以治愈，无后遗症，不影响生活质量。

（2）如果没有及时发现或及时接受治疗，可能会引起肾功能受损及大出血的情况出现。

（三）常用的体检方法

泌尿系统彩超或全腹彩超。

（四）进一步检查项目

1. 实验室检查

（1）血常规、尿常规。

（2）肾功能全套。

2. 影像学检查

双肾 CT/MRI。

3. 造影检查

肾动脉造影。

（五）健康管理

1. 预防

（1）定期体检，早期发现。

（2）养成良好的生活习惯，避免劳累，保持轻松、愉快的心情。

（3）避免腰部剧烈活动。

（4）避免使用肾毒性药物。

2. 治疗

（1）暂无特效药物。较小的肿瘤，定期进行彩超检查，动态观察肿瘤变化。

（2）肿瘤较大者，可考虑保留肾单位手术治疗。

四、 泌尿系结石

（一）医学解释

泌尿系结石是泌尿系统各部位结石病的总称，是泌尿系统的常见病。根据结石所在部位的不同，分为上尿路结石（肾结石、输尿管结石）和下尿路结石（膀胱结石、尿道结石）。结石形成机制未完全清楚。临床表现为：发病多为突然，剧烈疼痛，呈持续或间歇性，并沿输尿管向髂窝、会阴及阴囊等处放射。不同部位的结石其症状有所不同，可出现腰腹部绞痛、血尿、恶心、呕吐或伴有尿频、尿急、尿痛等泌尿系统梗阻和感染的症状。

（二）危害及预后

1. 危害

影响结石形成的因素很多，年龄、性别、遗传、环境因素、饮食习惯、职业等对结石的形成影响很大。身体代谢异常、尿路的梗阻、感染、异物和药物的使用也是结石形成的常见因素。结石均可引起尿路梗阻、感染和损伤，对身体导致以下危害。

（1）若尿路梗阻长期存在，可引起肾盂和肾盏扩大、肾积水、肾皮质萎缩，进而失去功能，导致肾功能不全。

（2）尿路梗阻可出现感染。长期慢性梗阻刺激也可能引起局部癌变。

（3）肾绞痛。

2. 预后

（1）经正规的、系统性的治疗后，可以治愈，不会对泌尿系统的功能造成损害。

（2）如不注意纠正生活习惯，仍会复发。

（三）常用的体检方法

泌尿系统彩超或全腹彩超。

（四）进一步检查项目

1. 实验室检查

（1）血常规、尿常规。

（2）生化全套。

2. 影像学检查

下腹部 CT/MRI。

3. 结石成分分析

体外：红外光谱分析法。体内：双波源 CT 检查。

4. 基因检测

（五）健康管理

1. 预防

（1）调整生活、饮食习惯，保证多饮水，限制动物蛋白摄入，减少浓茶及富含草酸盐的食物如菠菜、番茄、芦笋、花生、巧克力及坚果等的摄入。

（2）避免摄入高嘌呤食物。

（3）适当运动，不要过度劳累。

2. 治疗

目的：控制原发病，引流尿液，解除梗阻，减少或减轻并发症。

（1）无症状的泌尿系结石需要随诊。

（2）无症状或较小的结石常可自行排出。

（3）药物治疗：应用排石药。

（4）体外冲击波碎石。

（5）手术治疗：经皮肾镜碎石取石术、输尿管镜碎石取石术、腹腔镜输尿管切开取石术、开放手术治疗。

五、　精索静脉曲张

（一）医学解释

精索静脉曲张是指精索内静脉蔓状静脉丛的异常伸长、扩张或迂曲，多见于青壮年，发病率占男性人群的 10%~15%，以左侧发病为多，是导致男性不育的主要原因之一。可分为原发性和继发性精索静脉曲张，原发性多见。一般无症状，仅在体检时发现。病情严重时，可表现为患侧阴囊胀大，有坠胀感、隐痛感，步行或站立过久则症状加重，平卧休息后症状可缓解或消失。

（二）危害及预后

1. 危害

该病是由于精索内静脉瓣发育不良，静脉丛壁平滑肌或弹力纤维薄弱等原因所致。因静脉扩张淤血、局部温度升高，睾丸组织内二氧化碳蓄积，血液内儿茶酚胺、皮质醇、前列腺素的浓度增高，加之双侧睾丸的静脉系统间有丰富的吻合支，均可使睾丸的生精功能受到影响，从而导致以下危害。

（1）对男性生育的影响：由于精子数量减少，活动能力下降，精子畸形率增高，从而导致不育。

（2）导致局部不适，感觉阴部坠胀及牵拉痛。

（3）有损睾丸代谢，抑制了雄性激素——睾酮产生。

2. 预后

（1）早期诊断，大部分患者经手术后，效果理想。

（2）严重的精索静脉曲张，可能会对睾丸的发育造成一定的影响，少数会出现睾丸萎缩及生育功能下降。

（三）常用的体检方法

阴囊彩超。

（四）进一步检查项目

1. 实验室检查

血常规、精液分析。

2. 外科普检

3. 影像学检查

（1）睾丸、附睾彩超。

（2）盆腔 CT/MRI。

（五）健康管理

1. 预防

（1）定期健康体检，早发现、早诊断、早治疗。

（2）养成良好的生活和工作习惯，合理饮食，保持排便通畅。

（3）避免久站，合理规律运动，穿宽松衣裤。

（4）避免阴囊部受到外伤。

2. 治疗

目的：保护静脉管壁的胶原纤维，逐步恢复静脉管壁的弹性和收缩功能，增加静脉血流速度，降低静脉压，改善由精索静脉曲张所引起的症状。

（1）无症状或症状轻者，可仅用阴囊托带或穿紧身内裤，改善症状，定期随访。

（2）手术治疗：可行经腹股沟管精索内静脉高位结扎术、经腹膜后精索内静脉高位结扎术、腹腔镜精索静脉高位结扎术和显微镜下精索静脉结扎术。

（3）对症支持治疗。

六、 良性前列腺增生

（一）医学解释

良性前列腺增生也称前列腺增生症，是引起男性老年人排尿障碍原因中最为常见的一种良性疾病，主要表现为组织学上的前列腺间质和腺体成分的增生，解剖学上的前列腺增大，尿流动力学上的膀胱出口梗阻。其临床表现为下尿路症状及相关并发症，多在50岁以后出现症状，表现为尿频、尿急、尿失禁、夜尿增多，以及尿踌躇、间断排尿、排尿不尽、尿后滴沥等排尿困难症状，或出现尿潴留、肾功能不全、尿路感染、血尿、膀胱结石等并发症。

（二）危害及预后

1. 危害

随着病情的进一步发展，将导致以下危害。

（1）由于逼尿肌退变，顺应性差，收缩不稳定，出现尿频、尿急和急迫性尿失禁。

（2）可引起上尿路扩张、积水及肾功能损害、无痛性血尿。

（3）由于梗阻引起膀胱尿潴留，可继发感染，引起膀胱炎和形成结石。

2. 预后

（1）前列腺增生未引起明显梗阻，一般不需要处理，随访观察。

（2）梗阻较轻或不能耐受手术者可采用药物治疗。

（3）当排尿梗阻症状严重及反复出现并发症，经手术治疗效果较好。

（三）常用的体检方法

泌尿系统彩超或全腹彩超。

（四）进一步检查项目

1. 实验室检查

（1）尿常规。

（2）肾功能全套。

（3）肿瘤标志物：前列腺特异性抗原（PSA）、游离前列腺特异性抗原（f-PSA）。

2. 指诊

直肠指诊。

3. 影像学检查

前列腺 MRI。

4. 病理学检查

前列腺穿刺活检。

（五）健康管理

1. 预防

（1）定期健康体检，早发现、早诊断、早治疗。

（2）养成良好的生活习惯，日常避免久坐，饮食宜清淡，不饮酒，减少富含草酸、核酸的食物摄入，保持饮水量。

（3）优化排尿习惯。

（4）放松训练，分散尿意感觉。

（5）治疗便秘。

2. 治疗

（1）未引起明显梗阻时，一般不需要治疗，随访观察。

（2）药物治疗：通过有效降低膀胱颈及前列腺的平滑肌张力，减少尿道阻力，改善排尿功能，如特拉唑嗪等。

（3）中医药治疗。

（4）手术治疗：可行经尿道前列腺激光手术、经尿道前列腺剜除手术等。

七、 前列腺癌

（一）医学解释

前列腺癌是老年男性泌尿生殖系统常见的恶性肿瘤之一，全球范围内，欧美国家发病率最高，居男性实体恶性肿瘤首位。前列腺癌的致病因素尚未完全阐明，可能与种族、遗传、环境、食物、肥胖和性激素等有关。早期前列腺癌多数无明显症状，随着肿瘤生长，前列腺癌可表现为下尿路梗阻症状，如尿频、尿急、尿流缓慢、排尿费力，甚至尿潴留或尿失禁。

（二）危害及预后

1. 危害

前列腺癌病理类型包括腺泡腺癌、导管内癌、导管腺癌、尿路上皮癌、鳞状细胞癌、基底细胞癌和神经内分泌肿瘤等。前列腺癌好发于前列腺外周带，常为多病灶起源。前列腺癌可经血行、淋巴扩散或直接侵及邻近器官，对身体产生以下严重危害。

（1）直接侵及邻近器官：累及精囊、膀胱。

（2）淋巴扩散：周围淋巴结肿大。

（3）血行扩散：转移到骨、肺、肝、脑和肾上腺，造成相应器官的功能障碍。

2. 预后

（1）早期前列腺癌通过根治性手术或者根治性放疗方式可达到良好的效果，甚至得以治愈。

（2）如发生转移，则预后不佳。

（三）常用的体检方法

男性全腹彩超。

（四）进一步检查项目

1. 实验室检查

（1）PSA、f-PSA。

（2）BRCA2 基因突变检测。

2. 指诊

直肠指诊。

3. 影像学检查

前列腺 MRI。

4. 病理学检查

前列腺穿刺活检。

（五）健康管理

1. 预防

（1）定期体检，特别是 40 岁以上男性，行前列腺彩超检查。

（2）戒烟、戒酒。

（3）锻炼身体，控制体重。

（4）过多摄入牛奶或相关乳制品、钙、锌可能与前列腺癌的发病风险有关，摄入番茄、绿茶、大豆类食品可能降低前列腺癌发生的风险。

2. 治疗

（1）手术治疗。

（2）放射治疗。

（3）雄激素去除治疗。

（4）化疗、免疫治疗、靶向药物治疗、冷冻治疗及高聚能超声治疗等。

八、前列腺特异性抗原增高

（一）医学解释

前列腺特异性抗原（PSA）是一种与前列腺癌相关的抗原，生理条件下主要由前列腺导管上皮细胞合成，分泌入精浆，微量进入血液循环。PSA 具有较强的器官特异性，升高见于前列腺癌及前列腺良性疾病，如前列腺增生、前列腺炎等。

（二）进一步检查项目

1.实验室检查

肿瘤标志物：f-PSA。

2.影像学检查

（1）男性泌尿系统彩超。

（2）前列腺 MRI。

3.病理学检查

前列腺穿刺活检。

九、 游离前列腺特异性抗原增高

（一）医学解释

游离前列腺特异性抗原（f-PSA）在前列腺癌实验室诊断中起到重要的作用，在区分良恶性前列腺疾病的准确性上优于其他常规指标。

（1）f-PSA/PSA 可用来区分前列腺癌和前列腺增生（前列腺炎）。

（2）f-PSA/PSA > 26%，良性概率大大增加。

（3）f-PSA/PSA < 10%，前列腺癌的概率大大增加。

（4）前列腺增生和前列腺癌的 PSA 水平在 4~10ng/mL 时有较大部分重叠，因此在这个灰色区域难以根据 PSA 水平来区分前列腺增生和前列腺癌，需结合临床进一步跟踪检查。

（二）进一步检查项目

1. 实验室检查

肿瘤标志物：PSA。

2. 影像学检查

（1）男性泌尿系统彩超。

（2）前列腺 MRI。

3. 病理学检查

前列腺穿刺活检。

十、抗梅毒螺旋体抗体阳性

（一）医学解释

梅毒是由梅毒螺旋体引起的一种性病。感染梅毒后，人体内会产生两类抗体，一类是直接针对梅毒螺旋体特异成分的抗体，另一类则是针对梅毒螺旋体类脂质的抗体。抗梅毒螺旋体抗体是直接针对梅毒螺旋体的抗体，特异性高，用于梅毒感染的确诊检查，一旦患有梅毒，抗梅毒螺旋体抗体将终生阳性。

（二）进一步检查项目

建议到当地疾病控制中心进行梅毒确诊试验。

十一、 梅毒非特异性抗体阳性

（一）医学解释

梅毒是由梅毒螺旋体引起的一种性病。感染梅毒后，人体内会产生两类抗体，一类是直接针对梅毒螺旋体特异成分的抗体，另一类则是针对梅毒螺旋体类脂质的抗体。针对梅毒螺旋体类脂质的抗体因不直接针对梅毒螺旋体，因此无特异性，称为梅毒非特异性抗体，主要用于评价梅毒的治疗效果。除了感染梅毒外，凡能导致产生类脂质抗体的疾病，如上呼吸道感染、肺炎、活动性肺结核、传染性肝炎、类风湿关节炎、系统性红斑狼疮等，梅毒非特异性抗体均可能呈阳性。

（二）进一步检查项目

建议到当地疾病控制中心进行梅毒确诊试验。

十二、 胱抑素 C 增高

（一）医学解释

胱抑素 C 是一种小分子蛋白质（13kD），是半胱氨酸蛋白酶的一种抑制剂，身体所有有核细胞均可表达，产生率恒定。胱抑素 C 水平不受饮食、身高、体重、年龄、恶性肿瘤等的影响，血液循坏中的胱抑素 C 仅经肾小球滤过而被清除，是一种反映肾小球滤过率变化的内源性标志物。胱抑素 C 升高提示肾小球滤过功能受损，可用于抗生素导致的肾小球滤过功能微小损伤、糖尿病肾病、高血压肾病以及其他肾小球早期损伤的诊断和预后判断。

（二）进一步检查项目

1. 实验室检查

（1）尿常规。

（2）尿微白蛋白定量。

（3）肾功能。

2. 影像学检查

（1）泌尿系统彩超。

（2）肾脏 CT/MRI。

十三、血清尿素增高

（一）医学解释

血清尿素是身体蛋白质代谢的终末产物，增高见于以下情况。

（1）生理性因素：高蛋白饮食后。

（2）病理性因素：①肾前性因素如剧烈呕吐、幽门梗阻、肠梗阻和长期腹泻引起的失水；②肾性因素如急性肾小球肾炎、肾病晚期、肾衰竭、慢性肾盂肾炎及中毒性肾炎等；③肾后性因素如前列腺肿大、尿路结石、尿道狭窄、膀胱肿瘤等致尿道受压，使尿路受阻。

（二）进一步检查项目

1. 实验室检查

（1）肾功能。

（2）胱抑素 C。

（3）尿常规。

（4）尿微量白蛋白。

2. 影像学检查

（1）泌尿系统彩超。

（2）肾脏 CT/MRI。

十四、　血清肌酐增高

（一）医学解释

血液中的肌酐（creatinine，Cr）来源包括从食物中摄取的外源性 Cr 和身体内生成的内源性 Cr 两部分，血 Cr 几乎全部经肾小球滤过进入原尿，并

且不被肾小管重吸收。身体内 Cr 每日生成量几乎保持恒定。因此，血中 Cr
浓度稳定，测定血 Cr 浓度可反映肾小球的滤过功能。血 Cr 增高常见于各种
原因引起的肾小球滤过功能减退，如急、慢性肾衰竭等。

（二）进一步检查项目

1. 实验室检查

（1）肾功能。

（2）胱抑素 C。

（3）尿常规。

（4）尿微量白蛋白。

2. 影像学检查

（1）泌尿系统彩超。

（2）肾脏 CT/MRI。

十五、 血尿酸增高

（一）医学解释

尿酸（uric acid，UA）是嘌呤碱基的代谢产物，既可以来自体内，也可
以来自食物中嘌呤的分解代谢，主要从肾脏排泄。UA 可自由滤过肾小球，
也可经肾小管排泄。原尿中 90% UA 被肾小管重吸收。因此，排除外源性尿

酸干扰，血尿酸可以反映肾小球滤过功能和肾小管重吸收功能。血尿酸的增高与核酸摄入过多或尿酸排泄减少有关。血清尿酸升高主要见于：痛风、核酸代谢增高时，如白血病、多发性骨髓瘤、真性红细胞增多症等，肾功能减退，食用富含核酸的饮食等。

（二）进一步检查项目

1. 实验室检查

（1）血常规、尿常规。

（2）肾功能全套。

（3）尿微量白蛋白。

（4）胱抑素 C。

2. 影像学检查

（1）泌尿系统彩超。

（2）肾脏 CT/MRI。

十六、　尿酸碱度异常

（一）医学解释

尿酸碱度（pH）参考范围 4.5~8。降低见于：①生理性，进食大量肉类者及服用氯化铵等酸性药物者；②病理性，酸中毒。增高见于：①生理性，食用大量蔬菜、水果；②病理性，尿路感染、脓血尿等。

（二）进一步检查项目

实验室检查

（1）血常规、尿常规。

（2）血糖、糖化血红蛋白。

（3）尿细菌培养。

十七、 尿白细胞阳性

（一）医学解释

尿白细胞正常参考值为阴性，阳性提示尿路炎症，也见于前列腺炎。

（二）进一步检查项目

1. 实验室检查

（1）血常规、尿常规。

（2）PSA、f-PSA。

（3）尿细菌培养。

2. 影像学检查

（1）泌尿系统彩超。

（2）前列腺 MRI。

十八、 **尿隐血阳性**

（一）医学解释

尿隐血正常参考值为阴性，尿隐血通常来自两种情况：①尿红细胞，主要见于肾小球肾炎、尿路结石、泌尿系统肿瘤、感染等；②尿血红蛋白，即含游离血红蛋白的血红蛋白尿，此类情况常见于血型不合输血、阵发性睡眠性血红蛋白尿、寒冷性血红蛋白尿症、急性溶血性疾病等。

（二）进一步检查项目

1. 实验室检查

（1）血常规、尿常规。

（2）肾功能全套。

（3）尿微量白蛋白。

（4）胱抑素 C。

（5）尿核基质蛋白 22。

（6）尿细菌培养。

2. 影像学检查

（1）泌尿系统彩超。

（2）肾脏 CT/MRI。

十九、 **尿蛋白阳性**

（一）医学解释

尿蛋白正常参考值为阴性，尿蛋白阳性见于：①生理性，剧烈运动、发热、充血性心力衰竭、直立体位等；②病理性，各种原发性和继发性肾脏病变及尿路感染、前列腺或膀胱疾病等。

（二）进一步检查项目

1. 实验室检查

（1）血常规、尿常规。

（2）肾功能全套。

（3）尿微量白蛋白。

（4）胱抑素 C。

（5）尿核基质蛋白 22。

（6）PSA、f-PSA。

（7）尿细菌培养。

2. 影像学检查

（1）泌尿系统彩超。

（2）肾脏 CT/MRI。

二十、　尿葡萄糖阳性

（一）医学解释

尿葡萄糖正常参考值为阴性，尿葡萄糖阳性见于：①生理性，口服或注射大量葡萄糖、精神激动等；②病理性，糖尿病、肾病、甲状腺功能亢进等。

（二）进一步检查项目

1. 实验室检查

（1）尿常规。

（2）肾功能全套。

（3）尿微量白蛋白。

（4）胱抑素 C。

（5）血糖、糖化血红蛋白。

（6）甲状腺功能检测。

2. 影像学检查

（1）泌尿系统彩超、甲状腺彩超。

（2）肾脏 CT/MRI。

二十一、 尿酮体阳性

（一）医学解释

尿酮体正常参考值为阴性。阳性见于：①生理性，妊娠剧吐、长期饥饿、营养不良、剧烈运动后；②病理性，严重未治疗的糖尿病酸中毒。

（二）进一步检查项目

实验室检查

（1）尿常规。

（2）血糖、糖化血红蛋白。

（3）C肽释放试验、胰岛素释放试验。

二十二、 尿胆红素阳性

（一）医学解释

尿胆红素正常参考值为阴性。尿胆红素是红细胞破坏后的代谢产物。阳性见于肝实质性及阻塞性黄疸，溶血性黄疸时，一般尿胆红素阴性。

（二）进一步检查项目

1. 实验室检查

（1）尿常规。

（2）肝功能全套。

（3）肾功能全套。

2. 影像学检查

（1）全腹彩超。

（2）肝脏 CT/MRI。

二十三、 # 尿胆原阳性

（一）医学解释

尿胆原正常参考值为阴性或弱阳性。尿胆原阳性常见于肝实质性病变如肝炎和溶血性疾病等。

（二）进一步检查项目

1. 实验室检查

（1）尿常规。

（2）肝功能全套。

（3）肾功能全套。

2. 影像学检查

（1）全腹彩超。

（2）肝脏 CT/MRI。

二十四、 <u>尿亚硝酸盐阳性</u>

（一）医学解释

尿亚硝酸盐正常参考值为阴性。阳性多见于尿路细菌感染，如大肠埃希菌属、克雷伯菌属、变形杆菌属和单胞菌属感染等。

（二）进一步检查项目

实验室检查

（1）尿常规。

（2）尿细菌培养。

二十五、 <u>尿维生素 C 阳性</u>

（一）医学解释

尿维生素 C 正常参考值为阴性。尿维生素 C 主要用于排除维生素 C 对干化学分析结果的干扰，阳性提示尿干化学试带尿隐血、胆红素、亚硝酸盐和葡萄糖检测结果可能为假阴性。

（二）进一步检查项目

实验室检查

尿常规。

二十六、　**尿碘异常**

（一）医学解释

碘是身体所必需的微量元素之一，它是合成甲状腺激素必不可少的基本成分。体内碘 80%~85% 经尿排出，因此尿碘含量可以代表血液碘含量。研究表明，碘摄入量过多或过少均可诱发各种甲状腺疾病的发生与发展，尿碘与结节性甲状腺疾病有很高的相关性。婴幼儿及儿童的大脑发育也需要足够的碘。同时尿碘测定也可评估碘缺乏程度，以便及时了解补碘后人群的碘营养情况，做到科学、合理补碘。

（二）进一步检查项目

影像学检查

（1）甲状腺彩超。

（2）甲状腺 CT/MRI。

二十七、 尿核基质蛋白 22 增高

（一）医学解释

膀胱癌上皮细胞内尿核基质蛋白 22（NMP22）的含量比正常上皮细胞高几十倍。膀胱癌时 NMP22 由膀胱肿瘤细胞释放出来，因此检测尿液中 NMP22 即可协助诊断膀胱癌，NMP22 是膀胱癌的标志物。但阳性结果也可见于某些泌尿道良性疾病、前列腺癌和癌症治疗期的病人，需结合临床症状加以区分鉴别。

（二）进一步检查项目

1. 实验室检查

（1）尿常规。

（2）肿瘤标志物：CEA、PSA、f-PSA。

2. 影像学检查

泌尿系统彩超。

3. 内镜检查

膀胱镜。

二十八、　支原体（解脲＋人型）阳性

（一）医学解释

支原体是一类没有细胞壁的原核细胞型微生物，也是目前所知能在人工培养基中生长繁殖的最小的微生物。解脲支原体和人型支原体可在大多数成人的下生殖道定居，部分引起疾病，是非衣原体、非淋球菌性尿道炎（non-gonococcal urethritis，NGU）的病因。

（二）进一步检查项目

实验室检查

（1）尿常规。

（2）生殖道分泌物（尿液）支原体（解脲＋人型）培养。

（3）白带常规、细菌性阴道病（bacterial vaginosis，BV）检测、TCT、人乳头瘤病毒（human papilloma virus，HPV）分型。

二十九、　沙眼衣原体阳性

（一）医学解释

沙眼衣原体是最常见的性传播病原体，易引起泌尿生殖系统感染、性病淋巴肉芽肿及其他器官疾病。这是男性非淋球菌性尿道炎的主要病因，可引

起附睾炎、赖特（Reiter）综合征，也会引起女性宫颈炎、尿道炎、子宫内膜炎、输卵管炎、肛周炎等。

（二）进一步检查项目

1. 实验室检查

（1）血常规、尿常规。

（2）尿沙眼衣原体培养（有尿路感染症状但细菌培养阴性时）。

（3）白带常规、BV 检测、TCT、HPV 分型。

2. 影像学检查

全腹彩超。

第五章 神经系统

 腔隙性脑梗死

（一）医学解释

腔隙性脑梗死是脑内一种很小的梗死灶，直径一般不超过 1.5cm。高龄、高血压、糖尿病、高脂血症、心血管疾病、血液系统疾病、慢性肾病、长期吸烟和家族史等是本病发病的主要因素。多数患者没有明显的症状，少数患者突然或逐渐起病，出现一过性头晕、黑矇、面部麻木，伴偏身运动、感觉性障碍，以及下肢运动受限、视力障碍、失语、短小步态等表现。

（二）危害及预后

1. 危害

受高血压、糖尿病、脑动脉硬化等疾病因素的影响，细微脑动脉更容易出现阻塞，引起血液循环障碍，大脑缺血、缺氧，使局部脑组织坏死，从而出现缺血性软化病变。随着病情的反复发作或变化将会发生以下危害。

（1）增加脑卒中的风险。

（2）更容易发生认知功能减退和痴呆。

2. 预后

仅能缓解病情，复发率高。

（三）常用的体检方法

颅脑 CT、颅脑 MRA。

（四）进一步检查项目

1. 实验室检查

（1）血常规。

（2）生化全套。

（3）糖化血红蛋白。

（4）同型半胱氨酸。

（5）Lp-PLA2、MPO、hs-CRP、D- 二聚体。

（6）凝血功能、血小板功能。

2. 功能检查

心电图。

3. 影像学检查

（1）颈动脉彩超、心脏彩超、经颅多普勒超声（transcranial doppler，TCD）。

（2）脑部血管 CTA。

（五）健康管理

1. 预防

（1）日常清淡饮食，合理搭配，低脂、低糖、低盐饮食。多吃富有维生素的新鲜蔬菜、水果，适量食用蛋白质类食物。

（2）日常监测并控制血压、血糖、血脂。

（3）戒烟、戒酒。

（4）适当运动，保持良好心情及生活方式。

（5）保持排便通畅。

2. 治疗

目的：降低脑血管意外和认知障碍／痴呆发生的风险。

药物治疗：通过溶栓、抑制血小板、降纤、降压、降糖、降颅压等药物治疗，尽早改善脑循环，促进神经功能恢复。

二、　脑萎缩

（一）医学解释

脑萎缩是指由于各种原因引起的脑组织减少，可单独或同时发生于白质和灰质。脑萎缩会继发脑室和蛛网膜下腔扩大。根据累及范围的不同，脑萎缩分为局限性脑萎缩和弥漫性脑萎缩，以弥漫性脑萎缩更为常见。脑萎缩可见于正常老年人，也见于脑外伤、感染、梗死之后。此外还与遗传、大量饮酒、疾病（如高血压、高血脂、糖尿病）、免疫力降低、缺氧等因素有关。临床上常表现为记忆力减退、思维能力减退、注意力不能集中等，严重时可发展为痴呆、语言障碍、智力丧失等。

（二）危害及预后

1. 危害

该病主要是由于脑部细胞减少引起的神经功能性障碍，是一种常见的脑部疾病。随着病情发展可产生以下危害。

（1）记忆力下降，对新的事物接受能力变差，对环境的适应力变差。

（2）出现精神症状，表现为烦躁、抑郁、自尊心下降、焦虑等。

（3）因活动能力下降，可能导致肺部感染、褥疮、双下肢血栓形成。

（4）可能导致痴呆、语言障碍、智力丧失。

（5）可能导致生活不能自理，大小便失禁。

2. 预后

通过治疗可控制病情进展，预后取决于导致脑萎缩的病因。

（三）常用的体检方法

颅脑 CT。

（四）进一步检查项目

1.实验室检查

（1）血常规。

（2）生化全套。

（3）同型半胱氨酸。

2.影像学检查

（1）TCD。

（2）颅脑 MRI。

（五）健康管理

1.预防

（1）积极预防慢性疾病，早发现、早诊断、早治疗，可有效控制和延缓病情发展。

（2）缓解压力，保证充足的睡眠。

（3）调整生活方式，戒烟、戒酒，多食豆类、乳类、鱼类及各种蔬菜、水果。

（4）加强脑部、身体功能锻炼。

（5）心理疏导，解除焦虑和抑郁，保持心理健康。

2.治疗

（1）去除病因，延缓病情进展，减少并发症的发生。

（2）对症支持治疗。

三、 神经鞘瘤

（一）医学解释

神经鞘膜瘤是一种起源于神经鞘细胞的肿瘤，包括听神经鞘瘤、面神经鞘瘤、三叉神经鞘瘤及脊神经鞘瘤，以脊神经鞘瘤常见。基本为良性肿瘤，少数恶性，多见于30~49岁。其发病机制尚不明确，可能与基因突变有关。该病常以神经功能受损为主要表现，神经鞘瘤生长缓慢，肿瘤来自不同神经可产生不同程度的、相应的神经症状，如耳鸣、听力下降、耳聋，以及神经分布区疼痛、麻木，从远端开始的肢体运动障碍，肿瘤水平附近有皮肤过敏区和括约肌功能障碍等。

（二）危害及预后

1. 危害

本病发展缓慢，首发症状多为神经根性疼痛。随着病情发展可出现如下危害。

（1）随着瘤体不断增大，可出现持续性疼痛，按压时有明显压痛感。

（2）瘤体向外突起，高于表皮，可发生在四肢、面部、躯干等部位，大小不一，一般以多发性肿块较为常见，影响外貌。

（3）瘤体较大时会影响到神经组织，出现局部皮肤疼痛、麻木、肌肉力量减弱，导致感觉及运动功能障碍。

（4）随着瘤体不断增大，可能恶变。

2. 预后

手术治疗预后良好，一般可以完全切除肿瘤，不损伤神经。

（三）常用的体检方法

颅脑 CT。

（四）进一步检查项目

影像学检查

颅脑 MRI。

（五）健康管理

1. 预防

（1）减少射线接触。

（2）适度体育锻炼，舒缓心情。

（3）养成良好生活习惯，健康饮食，戒烟、戒酒。

（4）保证充足睡眠。

（5）定期健康体检。

2. 治疗

（1）手术治疗：一旦确诊均应手术治疗。

（2）抗感染治疗：预防手术引起的感染。

（3）放射治疗：控制肿瘤生长，改善临床症状。

四、 脑膜瘤

（一）医学解释

脑膜是覆盖在中枢神经外周的一层膜，对脑和脊髓组织起保护作用。脑膜瘤是起源于蛛网膜的肿瘤，通常为良性，恶性脑膜瘤较少见。初期症状、体征不明显，依据肿瘤部位不同，可出现视力、视野、嗅觉、听觉障碍，以及头痛、恶心、呕吐和上、下肢无力、麻木等表现。

（二）危害及预后

1. 危害

该病占据颅内空间，对于周围的脑组织和神经造成压迫，大的脑膜瘤可引起颅内压力增高，依据瘤体的大小、生长部位及病情进展情况，可引起不同的危害。

（1）随瘤体的增大会形成颅内占位性病变，肿瘤周围的组织会发生水肿，当颅内压超过正常值而产生颅内高压时，会形成脑疝。

（2）位于桥小脑角的病变会影响听力。

（3）位于小脑的病变则会导致小脑功能障碍，出现如步态不稳、共济失调等症状。

（4）位于前颅底的病变会出现嗅觉障碍。

（5）位于脑室内的病变会导致梗阻性脑积水。

2. 预后

多数患者接受规范治疗后，可控制病情、缓解症状，不影响日常生活。

（三）常用的体检方法

颅脑 CT。

（四）进一步检查项目

1. 实验室检查

（1）血常规。

（2）生化全套。

2. 影像学检查

颅脑 MRI。

（五）健康管理

1. 预防

（1）维持健康体重。

（2）定期体检，及时发现疾病。

（3）避免与射线接触。

（4）避免头部外伤。

（5）保持良好心情，合理膳食，适度参加身体锻炼，增强体质。

2. 治疗

目的：控制肿瘤，缓解症状，减少并发症。

（1）对瘤体较小、无症状或症状轻微的，只需监测肿瘤生长程度，进行随访观察及复查。

（2）对于肿瘤较大，生长速度引起明显临床症状的肿瘤，应进行治疗，可选择手术治疗或放疗，去除病灶。

（3）对症支持治疗。

五、 蛛网膜囊肿

（一）医学解释

蛛网膜囊肿是指脑脊液被包裹在蛛网膜所形成的囊袋结构内而构成的囊肿，可分为先天性和继发性两种。前者由于胚胎发育异常所致，较少见，多见于儿童，病理上，其囊腔与蛛网膜下隙完全隔开，形成一个真正闭合的囊肿，故又称真性蛛网膜囊肿。后者与炎症、外伤、出血和手术等因素有关，常无明显表现，也可有头痛、恶心、呕吐、精神不振等症状。

（二）危害及预后

1. 危害

大部分蛛网膜囊肿是静止状态，不会持续增大，少数不断生长的蛛网膜囊肿会造成明显的压迫症状，或是神经系统刺激症状。随着蛛网膜囊肿的逐渐增大，会对身体造成以下危害。

（1）囊肿过大压迫脑组织，影响脑组织的局部发育，压迫语言中枢会导致语言功能障碍。

（2）压迫运动中枢会引起肢体麻木、偏瘫、癫痫等。

（3）压迫视神经会引起视力障碍。

（4）囊肿破裂，会导致严重并发症。

2. 预后

（1）无症状者定期复查，预后良好。

（2）囊肿体积大压迫脑组织，有明显症状时，采取手术治疗，预后一般也较好。

（三）常用的体检方法

颅脑 CT。

（四）进一步检查项目

影像学检查

（1）TCD。

（2）脑部血管 CTA、脑部 MRI。

（五）健康管理

1. 预防

（1）积极治疗原发病，如脑肿瘤、椎管内出血、椎管肿瘤等。

（2）定期体检，早发现、早诊断、早治疗。

（3）养成良好生活习惯，戒烟、戒酒，适当运动，保持良好心情和生活方式。

2. 治疗

原则：无症状者，观察随访。若囊肿压迫组织出现症状，需进行药物和手术治疗。

（1）药物治疗：降低颅内压，减轻脑组织水肿。

（2）手术治疗：彻底解除囊肿对周围组织的压迫，改善脑组织供血及临床症状。

六、 透明隔囊肿

（一）医学解释

透明隔囊肿是指两层透明隔之间积液过多，使透明隔间隔扩大呈囊肿状，是颅脑先天发育异常的一种类型。临床可无症状，亦可出现一些非特征性症状，如癫痫、头痛等。

（二）危害及预后

1. 危害

透明隔是一种正常的颅内结构，位于两侧侧脑室之间，其内容物主要是脑脊液，参与全身的脑脊液循环，因此透明隔囊肿又被称为第五脑室。当间腔较大向两侧膨出超过一定范围，对周边的脑组织会产生压迫。随着病情的发展，将会出现如下影响。

（1）囊肿巨大者可并发其他疾病，如脑积水、癫痫、颅内压增高等疾病。

（2）可压迫脑组织神经，引起头痛、头晕、晕厥等症状。

2. 预后

一般手术治疗，效果良好。

（三）常用的体检方法

颅脑 CT。

（四）进一步检查项目

1. 实验室检查

血常规。

2. 影像学检查

颅脑 MRI。

（五）健康管理

1. 预防

（1）定期健康体检。

（2）避免各种不良刺激，以免引起颅内压增高。

（3）日常宜清淡饮食，食用高蛋白质、低脂、易消化食物。

（4）保证充足睡眠，适当运动，保持良好心情，规律生活。

2. 治疗

（1）无症状、较小的透明隔囊肿不需要治疗。

（2）若囊肿较大，引起癫痫、脑积水及神经症状时，可手术治疗。

第六章　内分泌系统

一、　糖尿病

（一）医学解释

糖尿病是在遗传因素、内分泌功能紊乱等各种致病因子作用下，出现胰岛功能减退、胰岛素抵抗等，继而引发的碳水化合物、蛋白质、脂肪、水和电解质等一系列代谢紊乱综合征，临床上以高血糖为主要特点。根据病因学证据，2019 年世界卫生组织（WHO）将糖尿病分类更新为 6 种类型，即 1 型糖尿病、2 型糖尿病、混合型糖尿病、其他特殊类型糖尿病、未分类糖尿病和妊娠糖尿病。糖尿病的典型症状是三多一少，也就是多饮、多食、多尿和体重减少，也可有皮肤瘙痒、视物模糊等症状，严重者出现意识丧失、酮症酸中毒等并发症。

（二）危害及预后

1. 危害

该病是一种体内胰岛素相对或者绝对不足，或靶细胞对胰岛素敏感性降低，或者胰岛素本身存在结构上的缺陷而引起的碳水化合物、脂肪和蛋白质等代谢紊乱的一种慢性疾病，其危害包括感染、急性和慢性并发症。

（1）由于血糖升高，而糖又是细菌等微生物最好的培养基，因此糖尿病通常容易并发各种微生物的感染，尤其以肺炎、尿路感染以及女性生殖道感染较为常见。

（2）可引起急性并发症，如酮症酸中毒及高渗高血糖综合征。

（3）可并发一系列慢性并发症，如眼底病变、肾病和心脑血管病变等。

2. 预后

糖尿病目前仍无法治愈，但通过有效、规范治疗，能够消除或减轻糖尿病并发症，维持基本生活质量。

（三）常用的体检方法

空腹血糖、口服葡萄糖耐量试验（oral glucose tolerance test，OGTT）、糖化血红蛋白。

（四）进一步检查项目

1. 实验室检查

（1）血常规、尿常规。

（2）生化全套。

（3）胰岛素释放试验、C 肽释放试验。

（4）肾功能、胱抑素 C、尿微量白蛋白、中性粒细胞明胶酶相关载脂蛋白（neutrophill gelatinase-associated lipocalin，NGAL）。

2. 眼科检查

眼底镜检查、眼底照相。

3. 影像学检查

（1）颈部血管超声、双下肢动静脉血管彩超。

（2）颅脑 CT/MRI。

4. 基因检测

（五）健康管理

1. 预防

（1）饮食多样化，养成和建立合理膳食习惯。

（2）能量适宜，避免超重、肥胖和预防消瘦。

（3）主食定量，优选全谷物和低血糖生成指数食物。

（4）积极运动，改善体质和胰岛素敏感性。

（5）清淡饮食，限制饮酒，预防和延缓并发症。

（6）食养有道，合理选择和应用食药物质。

（7）规律进餐，合理加餐，促进餐后血糖稳定。

（8）自我管理，定期营养咨询，提高血糖控制能力。

2. 治疗

目的：近期目标是控制高血糖和相关代谢紊乱以消除糖尿病症状、防止急性严重代谢紊乱的发生。远期目标是预防和（或）延缓糖尿病慢性并发症的发生和发展，提高生活质量、降低病死率和延长寿命。

（1）药物治疗：是主要的治疗方式，可用如胰岛素、磺脲类、双胍类、格列奈类等药物。

（2）饮食干预。

（3）运动干预。

（4）中医中药治疗。

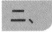

二、 甲状腺结节

（一）医学解释

甲状腺结节是指甲状腺细胞在局部异常生长、在影像学上可以与周围甲状腺组织清晰区分的病变。该病为临床常见的病症，可由多种病因引起，如甲状腺退行性病变、缺碘、正常甲状腺组织过度增生、放射性接触史、家族遗传史、甲状腺慢性炎症、甲状腺囊肿、肥胖、自身免疫病等。结节可以单发，也可以多发。多数情况下，没有明显症状，甲状腺功能也正常，仅有部分患者会感觉到颈部疼痛、咽喉部有异物感或者存在压迫感。如果结节迅速增大，可出现声音嘶哑、声带麻痹、同侧颈部淋巴结肿大等症状。

（二）危害及预后

1. 危害

甲状腺因为不规则的增生或再生逐渐地形成结节，到后期部分腺体还可能会发生坏死、出血、囊性变、纤维化或者钙化等。随着病情的进一步发展，常给患者带来以下身体影响及危害。

（1）早期无明显症状，随着结节增大，可能压迫周围组织和器官。

（2）晚期可引起多种症状，尤其是发生颈部的压迫症状：压迫喉返神经可能出现声音嘶哑、咽喉部异物感；压迫气管可导致胸闷、气喘、气短、呼吸困难；压迫食管可产生吞咽困难或进食梗阻等。

（3）严重者可继发甲状腺癌，从而危及患者的生命。

2. 预后

（1）良性甲状腺结节预后良好。

（2）恶性甲状腺结节未及时发现和积极治疗或未遵医嘱，可因疾病进展导致多器官受累，出现严重的并发症，甚至可因甲状腺危象而危及生命。

（三）常用的体检方法

甲状腺彩超。

（四）进一步检查项目

1. 实验室检查

（1）血常规。

（2）生化全套。

（3）尿碘。

（4）甲状腺功能检查。

（5）CEA、血清降钙素。

2. 功能检查

心电图。

3. 影像学检查

（1）心脏彩超。

（2）甲状腺 CT/MRI 检查、甲状腺核素扫描。

4. 病理学检查

甲状腺细针穿刺细胞学活检。

5. 基因检测

（五）健康管理

1. 预防

（1）合理饮食：避免过量进食辛辣、肥腻、煎炸、腌制食品，适量食用碘盐、海带。结节伴有甲亢患者，需限制碘的摄入。

（2）戒烟、戒酒。

（3）避免精神刺激创伤，保持心情平静，劳逸结合，防止过度劳累，作息规律有助于维持较为平稳的甲状腺激素水平。

（4）远离放射源和电离辐射。

（5）适量运动，有助于提高身体抵抗力。

2. 治疗

（1）随访观察：对于良性甲状腺结节，如结节较小，又无明显压迫症状者，可暂不治疗，定期随访观察。

（2）药物治疗：放射性碘、抗甲状腺药物，可用于控制甲亢，手术治疗后部分患者需要长期服用左甲状腺素。

（3）出现以下情况应考虑手术治疗：出现与结节明显相关的局部压迫症状，例如声音嘶哑、吞咽或呼吸困难等；结节进行性生长，临床考虑有恶变倾向；肿物位于胸骨后或纵隔内；合并甲状腺功能亢进且内科治疗无效；甲状腺自主性高功能腺瘤和毒性多结节性甲状腺肿。

（4）消融治疗：用于甲状腺良性结节进行性增大或有压迫症状，或影响外观、思想顾虑过重以致影响正常生活，且不同意接受手术的患者。

三、 甲状腺功能减退

（一）医学解释

甲状腺功能减退（简称甲减）是由各种原因导致的低甲状腺激素血症或甲状腺激素抵抗而引起的全身性低代谢综合征。其病因为：自身免疫损伤（桥本甲状腺炎、萎缩性甲状腺炎、产后甲状腺炎）、甲状腺破坏（手术、碘治疗）、碘过量、使用抗甲状腺药物等。本病发病隐匿、病程较长，不少患者缺乏特异症状和体征。症状主要表现以代谢率减低和交感神经兴奋性下降为主，病情轻的早期患者可以没有特异症状。典型患者会出现畏寒、乏力、手足肿胀感、嗜睡、记忆力减退、少汗、关节疼痛、体重增加、便秘、女性月经紊乱或者月经过多、不孕等。

（二）危害及预后

1. 危害

该病是多种原因引起的甲状腺激素合成、分泌或生物效应不足所致的一种全身性内分泌疾病。随着病情的进一步发展，会给患者带来以下身体影响及危害。

（1）发生黏液性水肿：出现颜面、眼睑浮肿，以及怕冷、少汗、无汗、体重增加、反应迟钝、记忆力减退。严重者会出现黏液水肿性昏迷。

（2）累及心脏，可出现心包积液及心力衰竭。

（3）可导致甲减性肌病，引起心肌酶谱增高。

（4）可出现贫血症状。

2. 预后

（1）预后取决于是否进行适当的激素替代治疗，应用合适剂量的激素治疗预后良好，可恢复正常生活状态。

（2）得不到及时治疗，可能会引起女性月经紊乱、不育、抑郁、记忆力下降，影响生活质量。

（3）血脂异常，易增加心血管疾病的发病风险。

（三）常用的体检方法

甲状腺功能。

（四）进一步检查项目

1. 实验室检查

（1）血常规。

（2）生化全套。

（3）脂蛋白（a）、血同型半胱氨酸。

（4）尿碘。

2. 功能检查

心电图。

3. 影像学检查

（1）甲状腺彩超、心脏彩超。

（2）甲状腺 CT。

（五）健康管理

1. 预防

（1）定期筛查，病因预防。

（2）合理饮食，宜高蛋白饮食，补充维生素，多吃新鲜蔬菜；避免进食过多辛辣刺激性食物。

（3）尽量减少咖啡、可乐等饮料的摄入。

（4）应戒酒、戒烟。

（5）避免精神诱因如精神刺激、创伤，应注意劳逸结合，及时排解不良情绪。

2. 治疗

目的：将血清促甲状腺激素（thyroid-stimulating hormone，TSH）和甲状腺激素水平恢复到正常范围内，需要终身服药。

药物治疗：左甲状腺素。

四、 **甲状腺功能亢进**

（一）医学解释

甲状腺功能亢进症指甲状腺腺体不适当地持续合成和分泌过多甲状腺激素而引起的以神经、循环、消化等系统兴奋性增高和代谢亢进为主要表现的内分泌疾病，简称甲亢。其病因包括弥漫性毒性甲状腺肿、多结节毒性甲状腺肿、毒性甲状腺腺瘤、甲状腺自主高功能腺瘤及碘致甲亢。主要表现为易激动、烦躁失眠、心悸、乏力、怕热、多汗、消瘦、食欲亢进、大便次数增多或腹泻、女性月经稀少以及可伴有不同程度的甲状腺肿大或突眼等表现。

（二）危害及预后

1. 危害

该病是由多种病因导致的甲状腺功能增强，危害的严重程度与病史长短、激素升高的程度及年龄等因素相关，随着病情的进一步发展，常给患者带来以下身体危害。

（1）高代谢综合征：如怕热、多汗、皮肤湿热、乏力、进食增加而体重减轻，部分患者可有发热等表现。

（2）心血管系统：以高动力循环为特征，多有持续性心悸，严重时出现心力衰竭表现。

（3）消化系统：胃肠活动增强，食欲亢进，多食易饥，排便增多。部分患者肝功能异常，转氨酶升高，偶伴黄疸。

（4）神经精神系统：多言好动、情绪易激动、紧张焦虑、失眠、记忆力减退。可有手和舌细颤，腱反射亢进。

（5）生殖系统：女性月经减少或闭经。男性阳痿，偶有乳腺增生。

（6）肌肉骨骼系统：可伴发甲亢性周期性瘫痪、急性和慢性甲亢性肌病。

（7）血液系统：可有白细胞和粒细胞的减少，淋巴细胞数量增加，可以伴发与自身免疫相关的血小板减少性紫癜和恶性贫血。

（8）可引起甲状腺危象。

2. 预后

（1）经过规范治疗，预后一般较好，可治愈。

（2）如果没有及时接受治疗，随着病情的进展，会出现骨质疏松、甲状腺毒症性心脏病、甲状腺危象等。

（三）常用的体检方法

甲状腺功能。

（四）进一步检查项目

1. 实验室检查

（1）血常规。

（2）肝功能全套。

（3）尿碘。

2. 功能检查

心电图。

3. 影像学检查

（1）甲状腺彩超、心脏彩超。

（2）甲状腺 CT、甲状腺核素扫描。

（五）健康管理

1. 预防

（1）合理饮食：平时饮食中应维持合适的碘摄入量，避免食用富含碘的食物（如虾、蟹、贝类、海鱼、紫菜、海带等）及含碘盐，多吃新鲜蔬菜，避免进食过多辛辣刺激性食物。

（2）尽量减少咖啡、可乐等饮料的摄入。

（3）应戒酒、戒烟。

（4）避免精神诱因，如精神刺激、创伤，应注意劳逸结合，及时排解不良情绪。

2. 治疗

现阶段甲亢的治疗采用 3 种方式。

（1）药物治疗：抗甲状腺素药物（甲巯咪唑、甲硫氧嘧啶）等。

（2）放射碘治疗。

（3）手术治疗。

第八章

五、　桥本甲状腺炎

（一）医学解释

桥本甲状腺炎是属于自身免疫性甲状腺炎之一，为甲状腺炎中最常见的一种。本病早期多无明显症状，通常在体检或就诊时发现，多见于中年妇女，常有甲状腺疾病家族史。本病也是造成甲减的最常见原因。病程晚期易出现甲状腺功能减退的表现，或甲状腺呈弥漫性肿大。

（二）危害及预后

1. 危害

由于甲状腺正常的滤泡结构广泛地被浸润的淋巴细胞、浆细胞及其淋巴生发中心代替，甲状腺滤泡呈孤立、小片状，滤泡变小、微缩，其内胶质稀疏。当发生甲减时，90% 的甲状腺滤泡被破坏。随着病情的进一步发展，常给患者带来以下身体危害。

（1）会引起甲状腺腺体疼痛，同时伴有吞咽不适等症状。

（2）发展为甲减时，出现浮肿、乏力、怕冷、精神萎靡，严重者可导致心包积液。

（3）育龄女性，怀孕期间会影响胎儿正常生长发育。

2. 预后

（1）经过积极有效治疗，症状可以得到缓解，甚至可以恢复正常，大多数病人预后良好。

（2）本病有自然发展为甲状腺功能减退的趋势，其演变过程很缓慢。

（3）发生甲减以后，用甲状腺素制剂替代可得到很好的矫正。

（三）常用的体检方法

甲状腺功能。

（四）进一步检查项目

1. 实验室检查

血常规。

2. 功能检查

心电图。

3. 影像学检查

（1）甲状腺彩超、心脏彩超。

（2）甲状腺 CT、甲状腺核素扫描。

4. 病理学检查

甲状腺细针穿刺细胞学。

（五）健康管理

1. 预防

（1）合理饮食，限制碘的摄入。

（2）戒烟、忌酒，保持心情平静，防止过度劳累。

（3）避免精神诱因：精神刺激、创伤，应注意劳逸结合，及时排解不良情绪。

2. 治疗

（1）目前无特殊治疗措施，无甲减者一般不需要治疗。

（2）临床甲减或亚临床甲减，给予左甲状腺素（L-T4）替代治疗。

（3）临床确诊后，应视甲状腺大小及有无压迫症状而决定是否治疗，如甲状腺较小，又无明显压迫症状者，可暂不治疗而随访观察。

（4）甲状腺迅速肿大、伴局部疼痛并伴有压迫症状时，可给予糖皮质激素治疗。

（5）压迫症状明显、药物治疗后无法缓解者，可考虑进行手术治疗。

六、 **肥胖症**

（一）医学解释

肥胖症是一种以体内脂肪过度蓄积和体重超常为特征的慢性代谢性疾病，是由遗传因素、环境等多因素相互作用所引起。中国人体重指数 BMI ≥ 24kg/m^2 且 < 28kg/m^2 为超重，≥ 28kg/m^2 为肥胖。肥胖主要与遗传、内分泌、滥用药物、自身的生活方式、代谢功能及心理、环境、社会和政策等多因素相关。肥胖以体重增加为最主要的临床表现，不同的病因有其不同的肥胖类型及表现。

（二）危害及预后

1. 危害

肥胖可影响消化、内分泌等系统功能，而且会增加心血管、肿瘤疾病发生的风险。此外还与关节软组织损伤、生殖能力下降、心理障碍等密切相关。随着病情的发展，常给患者带来以下身体危害。

（1）诱发糖尿病：由于易产生胰岛素抗体，致血液中葡萄糖含量升高。

（2）诱发心血管疾病：由于体内脂肪含量过高，不仅堆积在皮下组织，也可堆积在内脏周围，易诱发多种心血管疾病。

（3）增加高血压风险，尤其是 40~55 岁肥胖者，体内脂肪代谢较慢，高血压发病率高于体重正常人群。

（4）阻碍营养吸收，由于体内脂肪含量过高，导致各个器官运行速度缓慢，阻碍吸收，易出现营养不良。

（5）肥胖不仅影响形体美，而且给生活带来不便甚至产生焦虑、抑郁的心理。

2. 预后

如果没有及时控制或治疗，可引起 2 型糖尿病、高血压等疾病，会降低生活质量，减少寿命。

（三）常用的体检方法

体重测量。

（四）进一步检查项目

1. 实验室检查

（1）生化全套。

（2）糖化血红蛋白。

（3）CRP。

（4）血同型半胱氨酸、脂蛋白（a）、Lp-PLA2。

（5）胰岛素抵抗。

（6）肠道菌群测定。

（7）肥胖相关基因检测。

2. 人体成分分析

3. 功能检查

血压、心电图、睡眠呼吸监测。

4. 影像学检查

心脏彩超、全腹彩超。

（五）健康管理

1. 预防

（1）积极控制基础疾病（如高血压、糖尿病、血脂异常）。

（2）日常注意清淡饮食，进食低盐、低糖、低胆固醇的食物，同时应摄入足够的营养，多吃蔬菜及水果；避免进食辛辣刺激性食物。

（3）戒烟、戒酒。

（4）适度参加锻炼，增强体质，提高身体抵抗力，降低患病风险。

（5）生活有规律，保持乐观愉快的情绪，避免过度劳累和情绪激动，劳逸结合，保证充足睡眠。

（6）定期健康体检。

2. 治疗

（1）抑制肠道吸收、消化的药物：目的是抑制脂肪酶，使脂肪的吸收减少，随粪便排出的脂肪增加，减少能量的摄取（如奥利司他等）。

（2）手术治疗：吸脂术、切脂术及减少食物吸收的手术。

（3）医学营养治疗。

七、　**空腹血糖增高**

（一）医学解释

血液葡萄糖简称血糖，血糖测定在评估身体糖代谢状态、诊断糖代谢紊乱相关疾病、指导临床医师制定并适时调整治疗方案等方面具有重要价值。血糖升高主要见于：①生理性血糖升高见于饭后 1~2 小时，摄入高糖食物，情绪激动或剧烈运动后；②糖尿病；③内分泌疾病，如嗜铬细胞瘤、甲状腺功能亢进症、皮质醇增多症、生长激素释放增多等；④胰腺病变，如急性或慢性胰腺炎、胰腺肿瘤、胰腺大部分切除术后等；⑤严重的肝脏病变；⑥应激性高血糖；颅脑损伤、脑卒中、心肌梗死等；⑦药物影响，如激素、噻嗪类利尿药、口服避孕药等；⑧其他病理性血糖升高见于妊娠呕吐、脱水、缺氧、窒息、麻醉等。

（二）进一步检查项目

实验室检查

（1）OGTT。

（2）糖化血红蛋白。

（3）胰岛素、餐后 2 小时胰岛素。

（4）C 肽、餐后 2 小时 C 肽。

八、　空腹血糖降低

（一）医学解释

血糖降低主要见于：①生理性低血糖，如饥饿及剧烈运动后；②胰岛素分泌过多，如胰岛 β 细胞增生或肿瘤、胰岛素瘤、口服降糖药等；③升高血糖的激素分泌不足，如胰高血糖素、肾上腺素、生长激素等。

（二）进一步检查项目

实验室检查

（1）糖化血红蛋白。

（2）胰岛素。

（3）C 肽。

（4）胰高血糖素。

（5）肾上腺素。

九、　餐后 2 小时血糖增高

（一）医学解释

餐后 2 小时血糖增高，是指餐后 2 小时血糖 ≥ 7.8mmol/L。当餐后 2 小时血糖 ≥ 11.1mmol/L 应考虑糖尿病，但还需结合空腹血糖、糖化血红蛋白的检测值及糖尿病症状等综合判断。

（二）进一步检查项目

实验室检查

（1）OGTT。

（2）糖化血红蛋白。

（3）胰岛素、餐后 2 小时胰岛素。

（4）C 肽、餐后 2 小时 C 肽。

十、　糖化血红蛋白增高

（一）医学解释

糖化血红蛋白增高是指糖化血红蛋白 $\geqslant 6.5\%$。糖化血红蛋白与血糖浓度呈正相关，可反映过去 2~3 个月的平均血糖水平，不受每天血糖波动的影响。该项目对筛查糖尿病、鉴别高血糖、评价糖尿病控制程度及预测血管并发症（糖尿病视网膜病变、肾脏病变、心血管事件发生风险）等均具有重要意义，持续增高常见于糖尿病、糖耐量异常等。

（二）进一步检查项目

实验室检查

（1）OGTT。

（2）胰岛素、餐后 2 小时胰岛素。

（3）C 肽、餐后 2 小时 C 肽。

十一、　血清 C 肽测定增高

（一）医学解释

人 C 肽（C-peptide，C-P）是胰岛素原在胰腺 β 细胞中经酶裂解作用与胰岛素同时等分子产生，无生物活性。C-P 主要在肾脏中降解，部分以原形从尿液排出。由于 C-P 在肝脏中的代谢不超过 10%，所以与外周血胰岛素浓度相比，C-P 浓度能更好地反映胰腺 β 细胞的功能。C-P 测定对糖尿病患者的常规监测作用不大，但可用于区分 1 型和 2 型糖尿病，糖尿病患者在用胰高血糖素刺激后 C-P > 1.8ng/mL，可能是 2 型糖尿病；若 < 0.5ng/mL 则可能是 1 型糖尿病。C-P 增高还可见于胰腺细胞活性增高引起的高胰岛素血症、肾功能不全和肥胖等。

（二）进一步检查项目

实验室检查

胰岛素。

十二、　血清泌乳素增高

（一）医学解释

泌乳素，又称催乳素，由腺垂体细胞分泌，能促进乳腺组织的生长发育和分化，是乳腺正常发育和妇女哺乳期的必需条件。血清泌乳素增高见于：①生理性增高见于哺乳期；②病理性增高见于垂体细胞瘤、下丘脑肿瘤、甲状腺功能减退和肾衰竭等；③药理性增高见于服用某些抗高血压药物及精神疾病药物等。

（二）进一步检查项目

1. 实验室检查

性激素全套。

2. 影像学检查

（1）乳腺彩超。
（2）垂体 MRI。

十三、　促黄体素增高

（一）医学解释

促黄体素（luteinizing hormone，LH）由腺垂体的促性腺激素细胞分泌。

对于女性，卵泡期 LH 与卵泡刺激素（follicle stimulating hormone，FSH）共同作用，促使卵泡成熟和雌激素合成，继而引起排卵。排卵后促使卵泡转变为黄体，促进间质生长及孕酮合成。对于男性，则能促使睾丸间质细胞增殖并合成雄激素、促进间质细胞分泌睾酮促进精子成熟。一般通过测定人体 LH 和 FSH 的水平判断下丘脑 - 垂体 - 性腺轴的功能。黄体生成素增高见于：垂体促性腺激素细胞腺瘤、卵巢功能早衰、性腺发育不全、精细管发育不全、完全性性早熟等。

（二）进一步检查项目

1. 实验室检查

性激素全套、抗米勒管激素（anti-Müllerian hormone，AMH）。

2. 影像学检查

（1）妇科彩超、阴囊彩超。

（2）垂体 MRI。

十四、 卵泡刺激素增高

（一）医学解释

卵泡刺激素（FSH）由腺垂体细胞分泌，和 LH 同为促性腺激素家族成员。与 LH 相同，FSH 在促性腺激素释放激素的调控下也呈脉冲式释放，二者协同促进性腺（卵巢和睾丸）的生长发育并对其功能进行调控，主要作用为促进卵泡成熟。一般通过测定人体 LH 和 FSH 的水平判断下丘脑 - 垂体 - 性腺轴的功能。增高见于：垂体促性腺激素细胞腺瘤、原发性闭经、卵巢功能早衰、原发性生殖功能减退症、性腺发育不全、精细管发育不全、完全性性早熟等。

（二）进一步检查项目

1. 实验室检查

性激素全套、AMH。

2. 影像学检查

（1）妇科彩超、阴囊彩超。
（2）垂体 MRI。

十五、　孕酮异常

（一）医学解释

孕酮是一种重要的孕激素，主要由黄体细胞和妊娠期胎盘合成，是睾酮、雌激素及肾上腺皮质激素的前体。孕酮水平与黄体的发育和萎缩有关。在月经周期中，孕酮的主要作用是促进子宫内膜增厚，使其中血管和腺体增生，以便受精卵（胚胎）着床。血孕酮水平升高见于：葡萄胎、轻度妊娠高血压、糖尿病孕妇、多胎妊娠、先天性 17-α 羟化酶缺乏症、先天性肾上腺增生、卵巢颗粒层膜细胞瘤、卵巢脂肪样瘤等疾病。血孕酮水平降低见于：黄体生成障碍和功能不良、多囊卵巢综合征、原发性或继发性闭经、不孕症、异位妊娠、先兆流产、早产、胎儿发育迟缓、死胎、严重的妊娠高血压、妊娠期胎盘功能不良等疾病。

（二）进一步检查项目

1. 实验室检查

性激素全套。

2. 影像学检查

全腹彩超。

十六、 雌二醇异常

（一）医学解释

雌二醇（estradiol，E_2）是生物活性最强的一种雌激素，主要由卵巢分泌。E_2 主要促进女性生殖上皮、乳腺、子宫、长骨的生长及第二性征发育，参与脂质代谢，调节血管平滑肌细胞和内皮细胞的许多功能，在排卵的控制机制中起着核心作用。E_2 水平可反映卵泡成熟度，E_2 的测定有助于监测排卵的情况，也可用于不孕不育的治疗。E_2 缺乏将导致闭经、生殖器萎缩及骨质疏松和心血管疾病等，可影响青春期发育前的女孩第二性征的发育。E_2 增高主要见于：肾上腺皮质增生或肿瘤、睾丸肿瘤、卵巢肿瘤、男性乳房增生症、原发性或继发性性早熟、无排卵功能性子宫出血、多胎妊娠、肝硬化等患者。E_2 降低主要见于：下丘脑病变、腺垂体功能减退、原发性或继发性卵巢功能不足、绝经期、皮质醇增多症、葡萄胎、无脑儿等患者。

（二）进一步检查项目

1. 实验室检查

性激素全套。

2. 影像学检查

（1）全腹彩超、阴囊彩超。

（2）垂体 MRI。

十七、　睾酮异常

（一）医学解释

睾酮（testosterone，T）主要由男性睾丸间质细胞（Leydig 细胞）合成，肾上腺和女性卵巢也能少量分泌。男性中，T 的主要功能是诱导胎儿性分化，促进并维持男性第二性征发育，维持男性性功能，促进蛋白质合成和骨骼生长，增加基础代谢等。此外，T 与 LH 共同促进精子的形成及成熟，并与精子活动力和精小管的代谢有关。在女性中，T 对于维持女性青春期正常生长发育及某些代谢的调节具有重要作用。T 增高主要见于：①男性的先天性肾上腺增生症、良性间质细胞瘤及下丘脑 - 垂体 - 睾丸轴异常等。②女性的多囊卵巢综合征（polycystic ovary syndrome，PCOS）、卵泡膜增殖症、先大性肾上腺增生症、卵巢肿瘤、肾上腺肿瘤、肾上腺发育不良、卵巢功能障碍或下丘脑 - 垂体 - 卵巢轴紊乱等。T 降低主要见于：男性生殖功能障碍、垂体功能减退、泌乳素过高症、肝硬化、慢性肾功能不全及克兰费尔特综合征等。

（二）进一步检查项目

1. 实验室检查
性激素全套。

2. 影像学检查
（1）全腹彩超、阴囊彩超。
（2）垂体 MRI。

十八、 三碘甲状腺原氨酸异常

（一）医学解释
三碘甲状腺原氨酸（triiodothyronine，T_3）大部分由甲状腺素经酶脱碘而生成，只有一小部分由甲状腺滤泡细胞合成分泌。T_3 测定的主要临床意义在于对甲状腺功能紊乱的鉴别诊断。

（1）T₃增高：见于甲状腺功能亢进症、弥漫性毒性甲状腺肿、毒性结节性甲状腺肿、亚急性甲状腺炎、过量使用甲状腺制剂治疗、甲状腺结合球蛋白结合力增高症。

（2）T₃降低：见于甲状腺功能减退症、黏液性水肿、呆小症、慢性甲状腺炎、甲状腺结合球蛋白结合力下降。

（二）进一步检查项目

1. 实验室检查

（1）甲状腺功能检查。

（2）尿碘测定。

2. 影像学检查

（1）甲状腺彩超、心脏彩超。

（2）甲状腺 CT/MRI。

十九、 甲状腺素异常

（一）医学解释

甲状腺素（thyroxine，T₄）是由甲状腺滤泡上皮细胞合成、分泌的主要甲状腺激素。T₄主要通过脱碘产生 T₃，经 T₃ 受体及相关蛋白质的作用产生生物学功能。测定血液中总 T₄ 水平可以评价甲状腺合成、分泌甲状腺激素的状况，反映甲状腺的功能，为相关疾病的诊断和治疗提供帮助。

（1）T_4 增高：见于甲状腺功能亢进症、T_3 毒血症、慢性甲状腺炎急性恶化期。

（2）T_4 降低：原发性或继发性甲状腺功能减退，如黏液性水肿、呆小症等。

（二）进一步检查项目

1. 实验室检查

（1）甲状腺功能检查。

（2）尿碘测定。

2. 超声检查

甲状腺彩超、心脏彩超。

3. 影像学检查

甲状腺 CT/MRI。

二十、 游离三碘甲状腺原氨酸异常

（一）医学解释

血液循环中游离三碘甲状腺原氨酸（free triiodothyronine，FT_3）的水平与甲状腺的功能状态密切相关。

（1）FT₃ 明显升高：主要见于甲状腺功能亢进、弥漫性毒性甲状腺肿（Graves 病）、初期慢性淋巴细胞性甲状腺炎（桥本甲状腺炎），缺碘也会引起 FT₃ 浓度的代偿性升高。

（2）FT₃ 明显降低：主要见于甲状腺功能减退、低 T₃ 综合征、黏液性水肿、晚期桥本甲状腺炎等。个体应用糖皮质激素、苯妥英钠、多巴胺等药物治疗时可出现 FT₃ 的降低。

（二）进一步检查项目

1. 实验室检查

（1）甲状腺功能检查。

（2）尿碘测定。

2. 影像学检查

（1）甲状腺彩超、心脏彩超。

（2）甲状腺 CT/MRI。

二十一、游离甲状腺素异常

（一）医学解释

游离甲状腺素（free thyroxine，FT₄）测定不受血液循环中结合蛋白浓度和结合力特性的影响，更能反映身体甲状腺功能状况。

（1）FT₄增高：见于甲状腺功能亢进（包括甲亢危象）、多结节性甲状腺肿、弥漫性毒性甲状腺肿、初期桥本甲状腺炎、部分无痛性甲状腺炎等。

（2）FT₄降低：见于甲状腺功能减退、黏液性水肿、晚期桥本甲状腺炎等。

（二）进一步检查项目

1. 实验室检查

（1）甲状腺功能检查。

（2）尿碘测定。

2. 影像学检查

（1）甲状腺彩超、心脏彩超。

（2）甲状腺CT/MRI。

二十二、促甲状腺激素异常

（一）医学解释

促甲状腺激素（thyroid-stimulating hormone，TSH）是由腺垂体细胞分泌的一种糖蛋白，具有促进甲状腺滤泡上皮细胞增生、甲状腺激素合成和释放的作用。TSH的分泌受到下丘脑分泌的促甲状腺激素释放激素的调节以及血液循环中甲状腺激素的反馈调节，具有生物节律性。

（1）TSH 增高：见于原发性甲状腺功能减退、伴有甲状腺功能减退的桥本甲状腺炎、外源性促甲状腺激素分泌肿瘤、亚急性甲状腺炎恢复期等。

（2）TSH 降低：主要见于原发性甲状腺功能亢进。

（二）进一步检查项目

1. 实验室检查

（1）甲状腺功能检查。

（2）尿碘测定。

2. 影像学检查

（1）甲状腺彩超。

（2）甲状腺 CT。

（3）脑垂体 MRI。

二十三、甲状腺球蛋白增高

（一）医学解释

甲状腺球蛋白（thyroglobulin，TG）是由甲状腺滤泡上皮细胞合成的一种大分子糖蛋白，是甲状腺滤泡内胶质的主要成分。TG 增高见于：①甲状腺部位的恶性肿瘤，如甲状腺滤泡状癌、甲状腺乳头状癌和间质癌等；②甲状腺疾病，如甲状腺功能亢进症、甲状腺瘤、亚急性甲状腺炎及慢性淋巴细胞性甲状腺炎等。

（二）进一步检查项目

1. 实验室检查

（1）甲状腺功能检查。

（2）尿碘测定。

2. 影像学检查

（1）甲状腺彩超。

（2）甲状腺 CT/MRI。

二十四、 甲状腺球蛋白抗体增高

（一）医学解释

甲状腺球蛋白抗体（thyrobulin antibody，TGAb）是一类针对 TG 的自身抗体，主要存在于自身免疫性甲状腺病患者和非甲状腺自身免疫性疾病患者体内。增高见于：①甲状腺功能紊乱的患者，如桥本甲状腺炎、甲状腺功能亢进、Graves 病等；②非甲状腺自身免疫性疾病，如 1 型糖尿病、恶性贫血等。

（二）进一步检查项目

1. 实验室检查

（1）甲状腺功能检查。

（2）尿碘测定。

2. 影像学检查

（1）甲状腺彩超。

（2）甲状腺 CT/MRI。

二十五、　甲状腺过氧化酶抗体增高

（一）医学解释

甲状腺过氧化酶（thyroid peroxidase，TPO）是一类大分子膜结合糖蛋白，仅在甲状腺细胞中表达。甲状腺过氧化物酶抗体（thyroid peroxidase antibody，TPOAb）是身体针对 TPO 产生的自身抗体，主要存在于自身免疫性甲状腺病患者和非甲状腺自身免疫性疾病患者体内。增高主要见于：①甲状腺功能紊乱的患者，如桥本甲状腺炎、先天性黏液腺瘤、Graves 病、分化型甲状腺癌等；②非甲状腺自身免疫性疾病，如 1 型糖尿病、恶性贫血等；③部分健康老年人。

（二）进一步检查项目

1. 实验室检查

（1）甲状腺功能检查。

（2）尿碘测定。

2. 影像学检查

（1）甲状腺彩超。

（2）甲状腺 CT/MRI。

二十六、 25- 羟维生素 D 不足

（一）医学解释

25- 羟维生素 D 是判断维生素 D 营养水平的重要指标，其活性产物是维持骨健康的重要激素，同时还对免疫、神经、心血管、生殖及皮肤等多系统功能具有调节作用。通过阳光照射可促进人体生成维生素 D，日照时间选择日间 10：00 至 15：00，暴露双上肢与双下肢于日光下，5~30min，每周 2 次较理想，也可通过口服含维生素 D 的药物补充。

（二）进一步检查项目

实验室检查

甲状旁腺素、骨钙素、骨碱性磷酸酶。

二十七、 骨钙素增高

（一）医学解释

骨钙素 -N 端肽由成骨细胞分泌，大部分与钙、磷及羟基磷灰石晶体结合沉积于骨基质，参与骨矿化。在骨吸收过程中，基质中的骨钙素又可降解释放到血液。因此，骨钙素是评价骨形成和骨转换率的特异性指标，是成骨细胞功能和骨质矿化的特殊标志物，是判断骨质疏松症及代谢性骨病的重要指标。增高主要见于：骨质合成时（如儿童期），尤其是骨损伤后（如骨折）骨质合成早期、骨质疏松、代谢性骨病（如甲亢、甲状旁腺功能亢进等）。

（二）进一步检查项目

1. 实验室检查

25- 羟维生素 D、骨碱性磷酸酶。

2. 骨质密度检测

二十八、 总胆固醇增高

（一）医学解释

血清总胆固醇（total cholesterol，TC）是指血液中各种脂蛋白所含胆固醇之总和。影响 TC 水平的因素有：①年龄与性别，随年龄增加而上升，至

70 岁以后不再上升或下降，中青年期女性低于男性，女性绝经后较同年男性高；②长期高胆固醇、高饱和脂肪酸和高热量饮食，可使 TC 增高；③遗传因素；④其他，如缺少运动、脑力劳动及精神紧张等可能使 TC 升高。最主要的危害是易引起冠心病及其他动脉粥样硬化性疾病。

（二）进一步检查项目

1. 实验室检查

（1）血脂全套。

（2）血同型半胱氨酸、脂蛋白（a）、Lp-PLA2、MPO。

2. 影像学检查

（1）颈部血管彩超。

（2）心脑血管 CTA。

二十九、 甘油三酯增高

（一）医学解释

甘油三酯（triglyceride，TG）又称三酰甘油，饮食方式、年龄、性别等生理性因素对甘油三酯水平影响均较大。高脂肪、高糖和高热量饮食后 TG 升高，运动不足、肥胖可使 TG 升高；成年后随年龄增长而升高（中青年男性高于女性，50 岁后女性高于男性）。病理性升高：原发性见于家族性高

TG 血症与家族性混合型高脂（蛋白）血症等；继发性见于糖尿病、甲状腺功能减退、肾病综合征、妊娠、口服避孕药、酗酒等。

（二）进一步检查项目

1. 实验室检查

（1）血脂全套。

（2）同型半胱氨酸、脂蛋白（a）、Lp-PLA2、MPO。

2. 影像学检查

（1）颈部血管彩超。

（2）心脑血管 CTA。

三十、　低密度脂蛋白增高

（一）医学解释

低密度脂蛋白（low density lipoprotein，LDL）由极低密度脂蛋白（very low density lipoprotein，VLDL）转化而来，大多数 LDL 是由肝细胞和肝外的 LDL 受体进行分解代谢。LDL 胆固醇（LDL-C）水平升高是独立的致动脉粥样硬化危险因素。增高见于高脂蛋白血症、急性心肌梗死、冠心病、肾病综合征、慢性肾衰竭和糖尿病等，也可见于神经性厌食及妊娠。

（二）进一步检查项目

1. 实验室检查

（1）尿常规。

（2）生化全套。

（3）血同型半胱氨酸、脂蛋白（a）、Lp-PLA2、MPO。

（4）肌钙蛋白 I 。

2. 影像学检查

（1）颈部血管彩超、心脏彩超。

（2）心脑血管 CTA。

三十一、 高密度脂蛋白降低

（一）医学解释

高密度脂蛋白（high dersity lipoprotein，HDL）主要由肝脏和小肠合成，是颗粒直径最小、密度最大的脂蛋白，HDL 将胆固醇从周围组织转运到肝脏进行再循环或以胆酸的形式排泄，此过程称为胆固醇逆转运。大量流行病学资料表明，血清高密度脂蛋白胆固醇（HDL-C）水平与冠心病发病呈负相关，具有抗动脉粥样硬化的作用。HDL 降低见于心脑血管疾病、肝炎、肝硬化等患者。

（二）进一步检查项目

1. 实验室检查

（1）血脂全套、肝功能全套。

（2）肝纤四项。

（3）血同型半胱氨酸、脂蛋白（a）、Lp-PLA2、MPO。

2. 影像学检查

（1）颈部血管彩超。

（2）心脑血管 CTA。

三十二、　载脂蛋白 AI 降低

（一）医学解释

载脂蛋白 AI（ApoA I）是 ApoA 族中占比例最多的一种组分，主要存在于 HDL 中，血清 ApoA I 可以反映 HDL 水平，并与 HDL-C 呈显著正相关。冠心病、脑血管病患者 ApoA I 水平下降。

（二）进一步检查项目

1. 实验室检查

（1）血脂全套。

（2）血同型半胱氨酸、脂蛋白（a）、Lp-PLA2、MPO。

2. 影像学检查

（1）颈部血管彩超。

（2）心脑血管 CTA。

三十三、 载脂蛋白 B 增高

（一）医学解释

载脂蛋白 B（ ApoB ）主要成分是 B100，大约有 90％ 的 ApoB 分布在 LDL 中，故血清 ApoB 主要反映 LDL 水平，它与血清 LDL-C 水平呈明显正相关。多数临床研究指出，ApoB 是各项血脂指标中较好的动脉粥样硬化标志物。ApoB 水平高低的临床意义也与 LDL-C 相似。增高见于高脂蛋白血症、急性心肌梗死、冠心病、肾病综合征、慢性肾衰竭、糖尿病、活动性肝炎和肝功能低下等。

（二）进一步检查项目

1. 实验室检查

（1）尿常规。

（2）生化全套。

（3）血同型半胱氨酸、脂蛋白（a）、Lp-PLA2、MPO。

（4）肌钙蛋白Ⅰ。

2. 影像学检查

（1）颈部血管彩超、心脏彩超。

（2）心脑血管CTA。

第七章　妇科系统

一、 **细菌性阴道病**

（一）医学解释

细菌性阴道病（BV）是以阴道内正常产生过氧化氢的乳杆菌减少或消失，而兼性厌氧菌及厌氧菌增多为主导致的阴道感染。常见的病原体包括兼性厌氧菌（阴道加德纳菌）、厌氧菌（普雷沃菌、动弯杆菌、拟杆菌、阴道阿托普菌）以及解脲支原体、人型支原体等。可能与有多个性伴侣、频繁性交、反复阴道灌洗等因素有关。主要表现为带有鱼腥臭味的稀薄阴道分泌物增多，可伴有轻度外阴瘙痒或烧灼感，性交后症状加重。分泌物呈灰白色、均质、稀薄，常黏附于阴道壁，容易将分泌物从阴道壁拭去，阴道黏膜无充血的炎症表现。

（二）危害及预后

1. 危害

该病主要是由加德纳菌、其他厌氧菌及多种病原体共同作用引起的阴道黏膜炎症性疾病。细菌性阴道病若治疗不及时，会导致以下危害。

（1）由于细菌性阴道病阴道内的酸碱平衡被打破，炎症易上行感染宫腔，导致子宫内膜炎，影响正常受孕。

（2）当细菌入侵宫腔会影响胎儿的发育，导致胎膜早破、早产、流产。

（3）治疗不及时，则炎症会向相邻组织、器官蔓延，导致盆腔炎、尿路感染及泌尿生殖系统疾病等。

（4）增加性传播病原体感染的风险，如 HPV、人类免疫缺陷病毒（HIV）、淋病奈瑟菌、沙眼衣原体和单纯疱疹病毒 2 型等。

（5）该病多伴有外阴瘙痒、白带增多等不适症状，影响日常生活质量。

2. 预后

（1）经及时治疗，大多数可以治愈，不留后遗症，不会影响日常生活质量。

（2）如果没有及时接受治疗，可能发生子宫内膜炎、盆腔炎、不孕等并发症。

（3）怀孕者可引发早产、流产等严重后果。

（三）常用的体检方法

妇科检查、BV 检测。

（四）进一步检查项目

1. 实验室检查

（1）血常规、尿常规、白带常规。

（2）TCT、衣原体、支原体、HPV 分型。

2. 影像学检查

妇科彩超或经阴道彩超。

（五）健康管理

1. 预防

（1）通过改变自己的行为或生活方式，避免感染或复发。

（2）避免高危性行为。

（3）养成良好的卫生习惯，注意保持外阴清洁，做好性行为卫生防范，使用安全套。

（4）不要使用刺激性的沐浴液或药液清洗外阴和阴道，以免破坏阴道内部环境。

（5）若有慢性基础病（如糖尿病），应积极治疗。

（6）日常注意清淡饮食，避免进食辛辣刺激食物，劳逸结合，适当锻炼以增强抵抗力。

2. 治疗

目的：减轻阴道炎症感染及并发症的发生。

（1）药物治疗：应用抗生素，抑制有害细菌的生长，如甲硝唑等。

（2）阴道局部用药治疗：2% 克林霉素软膏等。

（3）微生态制剂如阴道局部乳杆菌制剂。

（4）中医药治疗。

二、 滴虫性阴道炎

（一）医学解释

滴虫性阴道炎是由阴道毛滴虫引起的阴道炎，也是常见的性传播疾病。这是一种寄生在人体阴道和泌尿道的微生物，生存力较强，在适宜的温度及潮湿环境中生长，隐藏在腺体及阴道皱襞中得以繁殖。临床表现为阴道分泌物增多及外阴瘙痒，间或出现灼热、疼痛、性交痛等症状。分泌物典型特点为稀薄脓性、泡沫状、有异味，呈灰黄色、黄白色，若合并其他感染则呈黄绿色。瘙痒部位主要为阴道口及外阴。若合并尿道感染，可有尿频、尿痛的症状，有时可有血尿。阴道分泌物中找到滴虫即可确诊。

（二）危害及预后

1. 危害

滴虫性阴道炎常于月经前后发作，滴虫不仅寄生于阴道，还常侵入尿道或尿道旁腺，甚至膀胱、肾盂等，可引发相应症状。随着病情的发展，可导致以下身体危害。

（1）白带增多，外阴瘙痒等，影响生活和工作。

（2）不孕：由于阴道毛滴虫能吞噬精子，且有大量分泌物存在，不利于精子与卵子的结合，也不利于精子的存活。

（3）并发妇科疾病，若长时间没有得到有效治疗，可出现上行感染，导致宫颈炎、附件炎、尿路感染等。

267

2. 预后

（1）如果没有及时接受治疗，导致本病迁延不愈、反复发作，影响生活质量甚至不孕。

（2）如果及时接受治疗，可以治愈。

（三）常用的体检方法

白带常规。

（四）进一步检查项目

1. 实验室检查

（1）血常规、尿常规。

（2）TCT、衣原体、支原体、HPV 分型。

（3）肿瘤标志物：CA125、SCC。

2. 影像学检查

妇科彩超。

（五）健康管理

1. 预防

（1）养成良好的卫生习惯，注意保持外阴清洁，做好性行为卫生防范，使用安全套。

（2）不要使用刺激性沐浴液或药液清洗外阴和阴道。避免频繁灌洗阴道，破坏阴道内部环境。

（3）避免泡澡。

（4）若有慢性基础病（如糖尿病），应积极治疗。

（5）日常注意劳逸结合，适当锻炼以增强抵抗力。

2. 治疗

（1）阴道局部用药治疗。

（2）全身用药：抗滴虫治疗（性伴侣同治）。

三、 子宫颈炎

（一）医学解释

子宫颈炎可由多种病原体引起，也可由物理因素、化学因素刺激或机械性子宫颈损伤、子宫颈异物伴发感染所致。大部分患者无症状，有症状者主要表现为阴道分泌物增多，呈黏液脓性。阴道分泌物刺激可引起外阴瘙痒及灼热感，也可出现经间期出血、性交后出血等症状。若合并尿路感染，可出现尿急、尿频、尿痛等。

（二）危害及预后

1. 危害

该病是妇科常见疾病之一，包括子宫颈阴道炎症及子宫颈管黏膜炎症。子宫颈炎在临床上分为急性和慢性宫颈炎，其病理类型有宫颈柱状上皮异位、宫颈肥大、宫颈息肉等。随着病情的发展，将对身体产生以下危害。

（1）子宫颈炎引起白带增多、腰痛等症状，尤其是患有宫颈柱状上皮异位的人群中，可能会诱发宫颈癌。

（2）引起慢性宫颈炎、慢性盆腔炎，炎症不断朝着淋巴管扩散，影响到膀胱时，易导致泌尿系疾病，出现排尿困难、尿频、尿痛现象。

（3）引发不孕：由于炎症因素出现分泌物增多，并且含有大量的白细胞，这些白细胞会影响精子的正常活动。

（4）引起流产。

2. 预后

（1）早期干预，合理治疗，规范使用抗生素，可以治愈。

（2）若无正规治疗，易出现盆腔炎等并发症。

（三）常用的体检方法

妇科检查。

（四）进一步检查项目

1. 实验室检查

（1）血常规、尿常规、白带常规。

（2）BV 检测、TCT、HPV 分型、淋病奈瑟菌检测、沙眼衣原体检测、支原体培养及药敏（解脲＋人型）。

（3）肿瘤标志物：CA125、SCC。

2. 影像学检查

（1）妇科彩超。

（2）盆腔 CT/MRI。

3. 阴道镜检查

（五）健康管理

1. 预防

（1）避免高危性行为、频繁性行为、拥有多个性伴侣等。

（2）加强个人卫生，保持外阴清洁。

（3）避免人工流产、刮宫等有创操作。

（4）治疗相关炎症疾病。

2. 治疗

（1）局部物理治疗（微波）。

（2）药物治疗（目的：杀灭细菌、支原体、衣原体、淋病奈瑟菌等），常用阿奇霉素、头孢菌素等。

（3）中医中药治疗。

四、 宫颈癌

（一）医学解释

宫颈癌是指发生在子宫阴道部及宫颈管的肿瘤，是女性生殖道最常见的恶性肿瘤，多见于早婚、性生活紊乱、过早性生活、早育、多产等的妇女。其中高危型 HPV 持续感染 2 年以上是导致宫颈癌的主要病因。早期宫颈癌常无明显症状和体征，随着病情发展可有阴道不规则出血、接触性出血、阴道分泌物异常、下腹部或腰部疼痛等表现。

（二）危害及预后

1. 危害

宫颈癌根据病理可分为浸润性鳞状细胞癌、腺癌及其他癌。从宫颈外观变化可分为外生型、内生型、溃疡型、颈管型。其危害有以下几点。

（1）影响性生活，出现疼痛、出血等现象。

（2）可直接导致女性腹部和盆腔部酸痛，阴道出血和白带恶臭等。

（3）导致心理压力增大，影响工作和生活，长期患病还会影响心理健康。

（4）晚期可发生转移，影响其他器官功能。

2. 预后

（1）若早期没有发生其他器官转移，采取手术及综合治疗，一般预后较好，并发症少。

（2）若宫颈癌中晚期已发生转移，一般情况不建议手术治疗，需要采取化疗、放疗等手段，预后较差。

（三）常用的体检方法

妇科彩超、经阴道彩超、阴道镜活检。

（四）进一步检查项目

1. 实验室检查

（1）血常规、尿常规、白带常规。

（2）BV 检测、HPV 分型、TCT。

（3）肿瘤标志物：CA125、SCC。

2. 妇科检查

3. 病理学检查

宫颈活检。

4. 影像学检查

盆腔 CT/MRI。

5. 内镜检查

阴道镜、膀胱镜、直肠镜。

（五）健康管理

1. 预防

（1）积极治疗原发疾病（如宫颈息肉、慢性子宫炎症等）。

（2）养成良好的卫生习惯，注意保持外阴清洁，注意性卫生，避免不洁性生活。

（3）日常注意清淡饮食，多吃蔬菜及水果，避免进食辛辣刺激食物，戒烟、戒酒，积极参加锻炼、提高身体抵抗力、降低患病风险。

（4）有生殖道感染疾病时需及时就诊。

（5）避免多次人流。

（6）推广 HPV 预防性疫苗接种。

（7）定期健康体检（HPV 分型、TCT）。

2. 治疗

原则：采用以手术和放疗为主，化疗为辅的综合治疗。

（1）手术治疗：年轻患者可视病变程度尽可能保留卵巢及阴道功能。

（2）放射治疗：根治性、辅助、姑息性治疗。

（3）全身治疗：全身化疗、靶向、免疫治疗。

五、 子宫腺肌病

（一）医学解释

子宫腺肌病是指子宫内膜腺体及间质侵入子宫肌层形成弥漫性或局限性的病变，多发生在 30~50 岁的经产妇，也可见于未生育的女性。其发病与多次妊娠、刮宫、剖宫产、慢性子宫内膜炎等密切相关。其临床表现主要有经期延长、经量增多、月经前后点滴出血、进行性痛经等。

（二）危害及预后

1. 危害

该病是子宫内膜异位到子宫肌层，呈弥漫性生长，累及后壁居多，常出现子宫均匀性增大。随着病情发展，给患者的身体带来以下影响。

（1）月经量过多，甚至造成贫血。

（2）经期延长和逐渐加重的进行性痛经。

（3）造成不孕。

（4）影响女性的身体、心理健康。

（5）影响生活质量。

2. 预后

（1）易复发，极少恶变。

（2）行子宫切除可根治。

（三）常用的体检方法

女性全腹彩超。

（四）进一步检查项目

1. 实验室检查

（1）血常规、尿常规、白带常规。

（2）性激素全套。

（3）肿瘤标志物：CA125、SCC、CEA。

2. 妇科检查

3. 影像学检查

（1）经阴道彩超。

（2）盆腔 CT/MRI。

（五）健康管理

1. 预防

（1）做好避孕，避免多次人流。

（2）养成良好的卫生习惯，注意保持外阴清洁。

（3）日常注意清淡饮食，多吃蔬菜及水果，避免进食辛辣刺激性食物，戒烟、戒酒，积极参加锻炼、提高身体抵抗力、降低患病风险。

（4）注意性卫生，避免不洁性生活。

（5）有生殖道感染疾病时需及时就诊。

2. 治疗

原则：缓解症状，防治大出血。

（1）对症治疗：非甾体抗炎药，如布洛芬、吲哚美辛等。

（2）手术治疗：若症状严重，无生育要求或药物治疗无效者，可行全子宫切除术。

（3）宫腔镜治疗。

（4）介入治疗。

（5）中医中药治疗。

六、　子宫肌瘤

（一）医学解释

子宫肌瘤由子宫平滑肌及结缔组织构成，是女性生殖器最常见的良性肿瘤之一。通常分为浆膜下肌瘤、肌壁间肌瘤、黏膜下肌瘤及阔韧带肌瘤 4 种类型。子宫肌瘤是雌激素依赖性肿瘤，绝经后将自然萎缩。大多数无临床症状，可见的症状有：经量增多及经期延长、淋漓出血及月经周期缩短，可发生继发性贫血，也可出现阴道分泌物增多或阴道排液、下腹部包块、不孕、流产等。

（二）危害及预后

1. 危害

子宫肌瘤为实质性球形包块，表面光滑，质地较子宫肌层硬，压迫周围肌壁纤维形成假包膜，肌瘤与假包膜间有一层疏松网状间隙，故易剥出，肌瘤长大或多个相融合时呈不规则状。随着病情发展，给患者的身体带来以下影响和危害。

（1）月经紊乱：出现经量增多，经期延长，甚至引起贫血。

（2）压迫症状：肌瘤过大可能压迫膀胱或直肠，出现尿频及便秘。

（3）不孕、流产：可造成患者怀孕困难，反复流产。

（4）浆膜下肌瘤或阔韧带肌瘤，若发生扭转将会影响卵巢功能。

（5）恶变：会出现腹痛、腰痛、痛经、阴道不规则流血、阴道分泌物异常，严重者可危及生命。

2. 预后

（1）如果及时接受正规治疗，通常可治愈，可提高受孕率，亦可避免产后出血等风险。

（2）若未接受正规治疗，本病持续发展，可造成习惯性流产。

（三）常用的体检方法

女性全腹彩超。

（四）进一步检查项目

1. 实验室检查

（1）血常规、尿常规、白带常规。

（2）BV 检测、TCT、HPV 分型。

（3）性激素全套。

（4）肿瘤标志物：CA125、SCC、CEA。

2. 妇科检查

3. 影像学检查

（1）经阴道彩超。

（2）盆腔 MRI。

4. 内镜检查

宫腔镜、腹腔镜。

（五）健康管理

1. 预防

（1）保持良好的精神状态，避免肥胖。

（2）养成良好的卫生习惯，注意保持外阴清洁，注意性卫生，避免不洁性生活。

（3）日常注意清淡饮食，多吃蔬菜及水果，避免进食辛辣刺激性食物，戒烟、戒酒，积极参加锻炼、提高身体抵抗力、降低患病风险。

（4）有生殖道感染疾病时需及时就诊。

（5）避免晚育。

（6）定期健康体检。

2. 治疗

原则：缓解症状，防治大出血。

（1）对无症状肌瘤可不处理。尤其是临近绝经或绝经后，肌瘤均会萎缩，一般不需要治疗，定期随访复检。

（2）药物治疗：适应症状较轻、临近绝经，或全身情况不能手术者（促性腺激素释放激素类似物、非甾体抗炎药、复方口服避孕药、米非司酮）。

（3）手术治疗：如症状严重，且无生育要求或药物治疗无效者，可行全子宫切除术；如有症状、合并贫血且有生育要求者均可考虑微创手术治疗。

七、 子宫脱垂

（一）医学解释

子宫脱垂是指子宫从正常位置沿阴道下降，宫颈口达坐骨棘水平以下，甚至子宫全部脱出阴道口以外。根据其脱垂程度不同，可分为 Ⅰ 、Ⅱ 、Ⅲ度。其中Ⅰ度又分为Ⅰ度轻型及Ⅰ度重型，轻型是宫颈外口距处女膜缘＜4cm，未达处女膜缘；重型是宫颈已达到处女膜缘，阴道口可见子宫颈。病因多与妊娠、分娩有关。同时，衰老、慢性咳嗽、腹腔积液、腹型肥胖、持续负重或便秘等可致腹压增加，也可导致脱垂。其临床症状有：轻微腹部下坠感、腰酸，站立过久或劳累后症状明显，平卧休息后缓解。严重时下尿路会出现以下症状：尿频、尿急、尿失禁、排尿不畅、排尿困难、排尿无力等。

（二）危害及预后

1. 危害

该病是由于骨盆肌肉、筋膜和韧带松弛、无力，无法支撑子宫所致。可以发生于任何年龄的女性，常见于经历过一次或多次阴道分娩的围绝经期妇女，以及从事重体力劳动的女性。随着病情的持续或进展，常给患者带来以下身体影响和危害。

（1）对受孕有一定影响，由于精液不易集存于阴道的后穹窿，以及由子宫脱垂常并发宫颈肥大及慢性宫颈炎所致。

（2）可导致月经过多，子宫向后倾斜常引起卵巢、输卵管向后向下方下垂，由于卵巢、输卵管位置的改变，可引起盆腔静脉扭曲，血流不畅，产生盆腔静脉淤血综合征，导致月经过多。

（3）可能出现腹部坠胀、腰酸背痛，有时女性还可发生性交痛等症状。

2. 预后

（1）经治疗后，一般预后良好。

（2）少数患者可复发。

（三）常用的体检方法

女性全腹彩超。

（四）进一步检查项目

1. 实验室检查

（1）血常规、白带常规。

（2）BV 检测、HPV 分型、TCT。

（3）肿瘤标志物：CA125、SCC、CEA。

2. 妇科检查

3. 功能检查

盆底功能检查。

4. 影像学检查

（1）阴道彩超。

（2）盆腔 CT/MRI。

（五）健康管理

1. 预防

（1）保持良好的精神状态，维持正常体重，避免肥胖。

（2）养成良好的卫生习惯，注意保持外阴清洁，注意性卫生，避免不洁性生活。

（3）防治便秘，日常注意清淡饮食，应进食富有足够营养的食物（如水果、蔬菜、豆类），多饮水，避免进食辛辣刺激食物。

（4）戒烟、戒酒。

（5）避免举重，适度锻炼，不要做久蹲、屏气等增加腹压的动作，避免高强度的体力劳动。

（6）有生殖道感染疾病时需及时就诊。

（7）控制长期咳嗽，积极治疗慢性炎症所引起的咳嗽。

（8）保持大小便通畅。

（9）定期健康体检。

2. 治疗

（1）轻度子宫脱垂常不需要治疗，定期进行盆底肌锻炼。

（2）轻—中度子宫脱垂可使用子宫托。

（3）重度子宫脱垂，可行手术治疗，可选择腹腔镜或阴道手术等方式。

八、 卵巢囊肿

（一）医学解释

卵巢囊肿是卵巢囊性肿物的统称，是妇科常见疾病，可发生于任何年龄段，以育龄期最为多见。按照来源，卵巢囊肿分为 4 类：①非赘生性卵巢囊肿；②赘生性卵巢囊肿；③卵巢子宫内膜异位囊肿；④输卵管系膜囊肿。卵巢囊肿多为良性，除个别因扭转、破裂等表现为急腹症外，一般无特异性症状。当卵巢囊肿体积较大且长期存在时，患者可能会出现腹部沉重或饱胀感，盆腔部位疼痛。有压迫症状时可出现尿频、尿急及便秘等症状。

（二）危害及预后

1. 危害

卵巢囊肿是卵巢内形成的一种囊状结构，大多数女性都可能在某个时间段出现卵巢囊肿，绝大多数不会对人体健康造成损害。不过部分卵巢囊肿与年龄、育龄女性激素水平、怀孕、盆腔感染等因素相关。随着病情的发展会导致以下危害。

（1）囊肿破裂，可导致剧烈腹痛。

（2）卵巢扭转：由于卵巢出现囊肿后，可能导致卵巢形态不规则，且含有实性成分的囊肿，会使卵巢的重心偏向，在剧烈活动或体位突然改变时，可能发生扭转，出现剧烈腹痛。

（3）卵巢恶变。

2.预后

（1）绝大多数生理性囊肿，未经治疗也可能在几个月内自行消失。

（2）如果没有得到及时诊断，可能会继发感染、囊肿破裂、蒂扭转，对生活和工作造成影响。

（三）常用的体检方法

女性全腹彩超。

（四）进一步检查项目

1.实验室检查

（1）血常规。

（2）性激素全套。

（3）肿瘤标志物：CA125、人附睾蛋白4（human epididymis protein，HE4）、CA19-9、AFP、hCG。

2.影像学检查

（1）阴道彩超。

（2）盆腔 CT/MRI。

（五）健康管理

1.预防

（1）避免剧烈运动。

（2）养成良好的卫生习惯，注意保持外阴清洁。

（3）日常注意清淡饮食，避免进食辛辣刺激性食物；戒烟、戒酒，劳逸结合，控制体重。

2. 治疗

原则：治疗方式取决于患病的年龄、囊肿的类型和大小，以及是否伴随危险因素。

（1）绝经前直径＜10cm 及绝经后直径＜5cm 无症状卵巢囊肿可保守观察。

（2）如果囊肿体积较大，长时间存在，有癌变、扭转、破裂风险或绝经后囊肿体积超过 5cm，随访 3~6 个月后持续存在，可行手术治疗。

（3）对症支持治疗。

九、 卵巢畸胎瘤

（一）医学解释

卵巢畸胎瘤是卵巢最常见的肿瘤之一，也是最常见的生殖细胞肿瘤，分为成熟畸胎瘤及未成熟畸胎瘤，其中 95% 以上为成熟畸胎瘤。成熟畸胎瘤属良性，未成熟畸胎瘤是恶性肿瘤，恶性程度根据未成熟组织所占比例、分化程度及神经上皮含量而定，需要结合术后病理结果评估。成熟畸胎瘤较小时多无症状，肿瘤增大后可触及腹部肿块，常有腹胀、腹痛等症状。未成熟畸胎瘤早期多无症状，晚期可表现为腹部肿块、腹胀，也可表现为不规则阴道流血、消瘦、贫血等症状。

（二）危害及预后

1. 危害

卵巢畸胎瘤是来源于生殖细胞的肿瘤，可分为成熟和未成熟卵巢畸胎瘤，该两种分类意味着疾病程度，以及治疗效果不同。随着病情的发展，会给患者带来以下危害。

（1）引起压迫症状：卵巢畸胎瘤逐渐增大，对周围脏器造成压迫，如压迫膀胱，引起尿频、尿急症状；压迫直肠可引起便秘；压迫输尿管导致肾积水，肾功能损害。

（2）发生蒂扭转，导致卵巢缺血性坏死，引起腹痛，刺激胃肠道，出现恶心及呕吐。

（3）长期存在可发生恶变。

2. 预后

（1）早期发现及时手术，预后良好。

（2）如果未及时接受治疗，可能发生卵巢蒂扭转；未成熟畸胎瘤可能会发生破裂、感染、恶变。

（三）常用的体检方法

女性全腹彩超。

（四）进一步检查项目

1. 实验室检查

（1）血常规、尿常规、白带常规。

（2）性激素全套。

（3）肿瘤标志物：CA125、HE4、AFP、CEA、游离 β-hCG、SCC。

2. 影像学检查

（1）阴道彩超。

（2）盆腔 CT/MRI。

（五）健康管理

1. 预防

（1）做好职业防护，减少接触射线及有毒、有害物质。

（2）养成良好的卫生习惯，注意保持外阴清洁。

（3）日常注意清淡饮食，避免进食辛辣刺激性食物；戒烟、戒酒，积极参加锻炼，增强体质。

（4）育龄女性定期体检筛查。

（5）密切观察病情，当出现症状加重或出现新的病情变化，及时就诊。

2. 治疗

（1）良性卵巢畸胎瘤首选手术切除。

（2）恶性卵巢畸胎瘤手术切除，必要时联合化疗。

（3）对症支持治疗。

十、 乳腺囊性增生病

（一）医学解释

乳腺囊性增生病也叫乳腺病，为女性多发病，常见于中年妇女。本病系雌、孕激素比例失调，导致乳腺实质增生过度和复旧不全，临床上表现为一侧或双侧乳房胀痛及肿块感，部分患者具有周期性。乳房胀痛一般于月经前明显，月经后减轻，严重者整个月经周期都有疼痛。少数病人可有乳头溢液等症状。

（二）危害及预后

1. 危害

该病是乳房的良性病变，包括乳腺小叶增生症、乳腺结构不良症、纤维囊性乳腺病等，病变的乳腺上皮细胞有明显的浆液分泌，潴留于导管组织产生囊肿。随着病情的进一步发展，常给患者带来以下身体危害。

（1）局部疼痛：常见于绝经前期女性、中年女性，由于乳腺囊肿增大到一定程度，对周围组织造成压迫所致。

（2）乳头溢液。

（3）还可能会引起继发感染，出现乳腺炎症反应。

（4）腋窝淋巴结肿大。

2. 预后

大多数不会对身体健康产生明显影响。

（三）常用的体检方法

乳腺彩超检查。

（四）进一步检查项目

1. 实验室检查

（1）血常规。

（2）肿瘤标志物：CA15-3、CEA。

2. 影像学检查

（1）乳腺钼钯。

（2）乳腺 MRI。

3. 病理学检查

乳腺穿刺抽液。

（五）健康管理

1. 预防

（1）宜清淡饮食，多食用蔬菜、水果、蛋白类食物，少食用辛辣食品、油炸食品、脂肪含量过高食品。

（2）日常生活方式：加强体育运动，丰富文化生活，保持良好心态，调节好情绪压力，缓解情绪紧张，作息规律，避免熬夜。

（3）减少使用保健品或美容护肤品，胸罩佩戴松紧适度。

（4）减少使用雌激素类药物。

（5）定期体检。

2. 治疗

（1）药物治疗：甾体类止痛药（吲哚美辛等）。

（2）手术治疗：穿刺抽液术（将囊肿内的囊液抽出，达到消除囊肿的目的）、手术切除（起到根治的作用，同时可以预防囊肿恶变）。

（3）中医中药治疗。

十一、 乳腺纤维腺瘤

（一）医学解释

乳房纤维腺瘤好发于育龄女性，可能与纤维细胞所含雌激素受体的量或质的异常有关。除肿块外，一般无明显自觉症状。临床表现多为无痛性肿块，好发于外上象限，常单侧单发，少数多发。肿块多为圆形或椭圆形，增长缓慢，质地似硬橡皮球，有弹性感，边界清楚，活动度大，表面光滑，易于推动，其大小、性状不随月经周期而发生变化，少数患者在月经周期出现不同程度的胀痛、隐痛、钝痛等症状。

（二）危害及预后

1. 危害

乳房纤维腺瘤大小一般不超过 3cm，较大者多见于年轻患者，界限较清楚，与周围组织是推挤性的关系，一般不向周围组织浸润。年龄较大的患者，纤维瘤的间质细胞丰富，甚至可出现致密纤维化。随着病情的进一步发展，常给患者带来以下身体危害。

（1）引发焦虑、易怒等不良情绪，影响工作和生活。

（2）乳房部位可能出现不同程度的疼痛。

2. 预后

（1）如果没有及时接受治疗，有可能会压迫腺体及乳腺管，影响生活质量。

（2）如果及时接受正规治疗，预后良好。

（三）常用的体检方法

乳腺彩超检查。

（四）进一步检查项目

1. 实验室检查

肿瘤标志物：CA15-3、CEA。

2. 影像学检查

（1）乳腺钼钯。

（2）乳腺 MRI。

3. 病理学检查

乳腺穿刺活检。

（五）健康管理

1. 预防

（1）宜清淡饮食，多食用蔬菜、水果、蛋白类食物，少食用辛辣食品、油炸食品、脂肪含量过高食品。

（2）日常生活方式：保持适量的运动，丰富文化生活，保持良好心态，调节好情绪压力，缓解情绪紧张，作息规律，避免熬夜。

（3）慎用丰胸产品，胸罩佩戴松紧适度。

（4）慎用雌激素类药物和保健品。

（5）定期体检。

2. 治疗

（1）手术切除是目前唯一有效的治疗方法。

（2）中医中药治疗。

十二、 乳腺癌

（一）医学解释

乳腺癌是目前女性最常见的恶性肿瘤之一，发病率呈逐年上升趋势。病因尚不清楚，内分泌激素、月经情况（初潮年龄早、绝经年龄晚）、妊娠情况（不孕及初次足月产的年龄晚）、营养过剩、肥胖、脂肪饮食及环境和遗传因素均与乳腺癌的发病有一定的关系。早期表现为病侧乳房出现无痛、单发的小肿块。随着病情的发展，局部皮肤可出现"酒窝征"或"橘皮样"改变，有时皮肤会溃破而形成溃疡，伴有恶臭，容易出血。

（二）危害及预后

1. 危害

乳腺癌按病理分型可分为：非浸润性癌、浸润性特殊癌、浸润性非特殊癌及其他罕见癌。随着病情的发展，造成以下身体危害。

（1）局部扩展：癌细胞沿导管或筋膜间隙蔓延，继而侵及 Cooper 韧带和皮肤。

（2）淋巴转移：侵入锁骨上、下淋巴结。

（3）血运转移：转移到骨、肺、肝，形成全身性疾病。

2. 预后

（1）早发现、早诊断、早治疗，预后较好。

（2）若未及时发现而发生转移，则预后不佳。

（三）常用的体检方法

乳腺彩超。

（四）进一步检查方法

1. 实验室检查

（1）BRCA 基因突变检测。

（2）肿瘤标志物：CA15-3、CEA。

2. 外科普检

乳腺外科触诊。

3. 影像学检查

（1）乳腺钼钯。

（2）乳腺 MRI。

（五）健康管理

1. 预防

（1）乳腺癌知识宣教。

（2）乳腺自我检查。

（3）定期体检（临床乳腺查体、乳腺影像检查）。

（4）低脂饮食、锻炼身体、控制体重。

2. 治疗

原则：乳腺癌的治疗采用以手术治疗为主的综合治疗策略。

（1）手术治疗。

（2）化学治疗。

（3）内分泌治疗。

（4）放射治疗。

（5）靶向治疗。

十三、　糖类抗原 15-3 增高

（一）医学解释

糖类抗原 15-3（CA15-3）是一种乳腺癌相关抗原，可用于判断乳腺癌的进展、转移及疗效监测。其在其他恶性肿瘤如肺癌、卵巢癌、肝癌、结肠癌中也有不同程度的增高。在某些良性乳腺、卵巢疾病中也可引起 CA15-3 水平的升高。

（二）进一步检查项目

1. 实验室检查

肿瘤标志物：CEA、CA242、AFP、CA125、NSE、CYFRA21-1。

2. 影像学检查

（1）乳腺彩超、全腹彩超。

（2）肺部 CT、全腹 CT。

（3）乳腺钼钯。

3. 内镜检查

肠镜。

十四、 糖类抗原 125 增高

（一）医学解释

糖类抗原 125（CA125）是辅助诊断上皮性卵巢癌与子宫内膜癌的良好肿瘤标志物。其他一些恶性肿瘤患者如输卵管癌、子宫内膜癌、宫颈腺癌、胰腺癌、肠癌、乳腺癌和肺癌等 CA125 的水平也会升高。另外，一些非肿瘤的良性疾病中，如子宫腺肌病、子宫内膜异位症、盆腔炎、卵巢囊肿、胰腺炎、肝炎、肝硬化等，CA125 也有不同程度的升高。

（二）进一步检查项目

1. 实验室检查

（1）肝功全套。

（2）肿瘤标志物：CEA、CA19-9、CA242、CA15-3、游离 β-hCG、NSE、CYFRA21-1、SCC。

2. 影像学检查

（1）乳腺彩超、全腹彩超。

（2）肺部 CT、全腹 CT。

3. 内镜检查

肠镜。

十五、　游离 β 人绒毛膜促性腺激素增高

（一）医学解释

人绒毛膜促性腺激素（human Chorionic gonadotropin，hCG）是人胎盘滋养层细胞分泌的一种糖蛋白类激素，有 α 和 β 两种亚单位，β 亚基为 hCG 所特有。游离 β-hCG 含量增高主要见于：①妊娠；②非肿瘤疾病，如子宫内膜异位症、肺炎、前列腺增生、卵巢囊肿等；③肿瘤，如葡萄胎、绒毛膜癌、畸胎瘤、非精原性睾丸癌、精原性睾丸癌、胰腺癌、胃癌、肺癌、肝癌等。

（二）进一步检查项目

1. 实验室检查

肿瘤标志物：CA125、PSA、f-PSA、AFP、CEA、CA19-9、NSE、CYFRA21-1、SCC。

2. 影像学检查

（1）全腹彩超、阴囊彩超。

（2）肺部 CT、全腹 CT。

十六、 人附睾蛋白 4 增高

（一）医学解释

人附睾蛋白 4（HE4）是卵巢癌的肿瘤标志物，主要用于辅助临床卵巢癌的早期诊断、鉴别诊断、治疗监测和预后评估，与 CA125 联合检测，可进一步提高肿瘤诊断的敏感性和特异性。其增高主要见于：上皮细胞型卵巢癌。非恶性疾病的个体也可能会出现 HE4 水平的升高，因此 HE4 的浓度水平不能作为判断恶性疾病存在与否的绝对证据。

（二）进一步检查项目

1. 实验室检查

肿瘤标志物：CA125。

2. 影像学检查

（1）妇科彩超、经阴道彩超。

（2）盆腔 MRI。

十七、　抗米勒管激素异常

（一）医学解释

抗米勒管激素（AMH）是由卵巢的颗粒细胞分泌，主要表达在窦前卵泡和小窦状卵泡。月经周期内、不同周期 AMH 均保持稳定，作为卵巢功能的新标记，其血清浓度能够反映卵巢窦状卵泡的数目，且直接反映卵巢储备情况，是评估卵巢储备的良好指标，也是评估女性生育能力及预测绝经年龄的一项重要指标。其增高主要见于：多囊卵巢综合征、卵巢颗粒细胞瘤。降低主要见于：卵巢功能早衰。

（二）进一步检查项目

1. 实验室检查

肿瘤标志物：CA125、HE4。

2. 影像学检查

妇科彩超、经阴道彩超。

十八、　TORCH 阳性

（一）医学解释

"TORCH"为多义词：它是一组病原微生物的英文名称缩写，其中

"TO"即 toxoplasma（弓形虫），"R"即 rubivirus（风疹病毒），"C"即 cytomcgalovirus（巨细胞病毒），"H"即 herpesvirus hominis（人疱疹病毒），或 herpes simplex virus Ⅰ、Ⅱ（单纯疱疹病毒Ⅰ、Ⅱ型）。这组微生物感染有着共同的特征，即可造成母婴感染，也可导致先天性宫内感染及围产期感染，而引起围产儿畸形。各项目感染结果的模式如下：① IgG 阳性、IgM 阴性提示曾经感染过这种病毒，或接种过疫苗，并且已产生免疫力，胎儿感染的可能性很小；② IgG 阴性、IgM 阴性提示为易感人群，妊娠期最好重复 IgG 检查，观察是否转阳；③ IgG 阳性、IgM 阳性提示可能为原发性感染或再感染；④ IgG 阴性、IgM 阳性提示近期感染过，或为急性感染，也可能是其他干扰因素造成的 IgM 假阳性，需 2 周后复查，如 IgG 转阳，则为急性感染，否则判断为假阳性。

（二）进一步检查项目

无。

十九、 白带清洁度Ⅲ、Ⅳ度

（一）医学解释

白带清洁度是以阴道乳酸杆菌、上皮细胞、白细胞（或脓细胞）和杂菌的多少来分度的。清洁度Ⅰ～Ⅱ度为正常，Ⅲ～Ⅳ度为异常，Ⅲ度提示阴道炎、宫颈炎等，Ⅳ度提示炎症加重。

（二）进一步检查项目

1. 实验室检查

（1）阴道微生态检测。

（2）TCT、HPV 分型。

（3）支原体、衣原体。

2. 影像学检查

妇科彩超、经阴道彩超。

二十、 阴道酸碱度增高

（一）医学解释

正常阴道分泌物呈酸性， pH 为 4.0~4.5。其增高见于各种阴道炎及绝经后的妇女。

（二）进一步检查项目

1. 实验室检查

（1）阴道微生态检测。

（2）TCT、HPV 分型。

（3）支原体、衣原体。

2. 影像学检查

妇科彩超、经阴道彩超。

二十一、 阴道分泌物过氧化氢阳性

（一）医学解释

过氧化氢反映阴道分泌物中有益菌的多少，阴性表明乳酸杆菌多，阳性表明阴道环境可能处于病理或亚健康状态。

（二）进一步检查项目

1. 实验室检查

（1）阴道微生态检测。

（2）TCT、HPV 分型。

（3）支原体、衣原体。

2. 影像学检查

妇科彩超、经阴道彩超。

二十二、　阴道分泌物白细胞酯酶阳性

（一）医学解释

白细胞酯酶反映阴道分泌物中白细胞的多少，阳性表明白细胞 > 15 个 / HP，提示可能存在阴道炎。

（二）进一步检查项目

1. 实验室检查

（1）阴道微生态检测。

（2）TCT、HPV 分型。

（3）支原体、衣原体。

2. 影像学检查

妇科彩超、经阴道彩超。

二十三、　阴道分泌物唾液酸酶阳性

（一）医学解释

阴道分泌物唾液酸酶阳性可能与细菌性阴道病、生殖道肿瘤或其他阴道炎症等有关。

（二）进一步检查项目

1. 实验室检查

（1）阴道微生态检测。

（2）TCT、HPV 分型。

（3）支原体、衣原体。

2. 影像学检查

妇科彩超、经阴道彩超。

二十四、 人乳头瘤病毒阳性

（一）医学解释

人乳头瘤病毒（HPV）是一组病毒的总称，目前已经确定的 HPV 型别有 130 余种。依据不同型别 HPV 与肿瘤发生的危险性高低，分为低危型 HPV 和高危型 HPV，低危型 HPV 常引起外生殖器湿疣等良性病变，如尖锐湿疣。高危型 HPV 与生殖道恶性病变的发生密切相关，如子宫颈癌，其中 16 和 18 型最高危。若 45 岁以下女性体检未发现 HPV 感染，建议进行 HPV 疫苗接种。目前市面上主要有三种 HPV 疫苗（二价、四价、九价）。二价 HPV 疫苗主要预防高危 16、18 型，限 9~25 岁的女性接种；四价 HPV 疫苗在二价基础上，还预防低危 6、11 型，9~45 岁的男女性均可接种；九价 HPV 疫苗在四价基础上，还预防高危 31、33、45、52、58 型病毒，9~45 岁的男女性均可接种。

　　HPV 的感染途径有：性传播、密切接触、间接接触（通过接触感染者的衣物、生活用品、用具等）、医源性感染、母婴传播等。

（二）进一步检查项目

1. 实验室检查

　　（1）白带常规、细菌性阴道病检测、TCT。

　　（2）衣原体、支原体。

　　（3）肿瘤标志物：CA125、SCC。

2. 妇科检查

3. 影像学检查

　　妇科彩超、经阴道彩超。

二十五、　无明确诊断意义的不典型鳞状细胞

（一）医学解释

　　无明确诊断意义的不典型鳞状细胞（atypical squamous cell of undetermined significance，ASC-US）指宫颈细胞形态学异常，但表现不典型，提示患者可能是反应性改变，也可能存在宫颈上皮内瘤变（cervical intraepithelial neoplasia，CIN）病变。需进一步明确是否存在宫颈癌前病变。

（二）进一步检查项目

1. 实验室检查

（1）白带常规、细菌性阴道病检测、HPV 分型。

（2）衣原体、支原体。

（3）肿瘤标志物：CA125、SCC。

2. 妇科检查

3. 影像学检查

妇科彩超、经阴道彩超。

4. 内镜检查

阴道镜。

5. 病理学检查

宫颈活检。

二十六、 低级别鳞状上皮内病变、高级别鳞状上皮内病变

（一）医学解释

鳞状上皮内病变一般发生于宫颈，可有低级别和高级别之分，与宫颈浸润癌关系十分密切。低级别鳞状上皮内病变（low-grade squamous intraepithelial lesion，LSIL）的病理学表现为鳞状上皮及副基底样细胞增生，有轻度异型性，病变局限于上皮下 1/3 层。患者通常无明显症状，偶尔可出现阴道排液增多等表现。高级别鳞状上皮内病变（high-grade squamous intraepithlial lesion，HSIL），一般细胞异变范围超过了 50%，但还未发展为癌细胞，属于癌前病变，需引起足够的重视。LSIL、HSIL 与高危型人乳头瘤病毒（HPV）感染相关。

（二）进一步检查项目

1. 实验室检查

（1）白带常规、细菌性阴道病检测、HPV 分型。

（2）衣原体、支原体。

（3）肿瘤标志物：CA125、SCC。

2. 妇科检查

3. 影像学检查

妇科彩超、经阴道彩超。

4. 内镜检查

阴道镜。

5. 病理学检查

宫颈活检。

第八章　眼耳鼻喉系统

 一、 **年龄相关性白内障**

（一）医学解释

年龄相关性白内障又称老年性白内障（以下简称白内障），是最为常见的白内障类型，多见于 50 岁以上的中老年人，随年龄增加其发病率升高，80 岁以上的老人白内障的患病率为 100%，它是晶体老化后的退行性病变，是多种因素共同作用的结果。年龄、职业、性别、紫外线辐射、糖尿病、高血压、心血管疾病、身体外伤、过量饮酒、吸烟、家族史、营养不良等均是白内障的形成因素。

（二）危害及预后

1. 危害

该病常双眼患病，但先后发病，严重程度不一。分为 3 种类型：皮质性白内障（初发期、膨胀期、成熟期、过熟期）、核性白内障、后囊下白内障。根据晶状体开始出现混浊的部位，各期的病理改变及临床表现各不相同。随着病情的进一步发展，会给患者带来以下危害。

（1）会引起视力逐渐下降，随着下降程度的加深，可影响工作、学习和生活。

（2）膨胀期可能会并发青光眼，导致眼压升高。

（3）严重的老年性白内障晶体过度老化、混浊、悬韧带松弛，可导致晶状体脱位。

2. 预后

（1）如果及时接受正规治疗，可获得满意视力，改善日常生活质量。

（2）视力随时间推移逐步下降，选择合适时机手术治疗，预后佳。

（三）常用的体检方法

眼科检查。

（四）进一步检查项目

1. 实验室检查

（1）血糖、糖化血红蛋白。

（2）高血压四项。

2. 病史询问、测量血压

3. 视力检查

4. 检眼镜、裂隙灯、对比敏感度等检查

（五）健康管理

1. 预防

（1）积极治疗原发病，如高血压、糖尿病、营养不良等。

（2）避免眼外伤，注意阳光下的紫外线防护，戴镜运动时避免碰撞。

（3）日常生活中应注意眼卫生、清洁，避免过度用眼导致眼疲劳，避免长时间、近距离用眼，减少揉眼。

（4）养成良好的生活习惯，清淡饮食、多吃蔬菜等富含维生素的食物。

（5）不宜吸烟饮酒。

（6）保证充足睡眠。

（7）定期检查。

2. 治疗

（1）尚无可延缓或治疗白内障的药物。

（2）手术治疗：是治疗白内障最基本、最有效的方法（采用超声乳化白内障吸除术联合人工晶体植入术的方式）。

二、 屈光不正

（一）医学解释

光从一种介质进入另一种不同折射率的介质时，光线在界面发生折射现象，该现象在眼球光学中称为屈光。在眼调节放松状态下，物体成像正好聚集在视网膜上称为正视，若没有准确聚焦在视网膜上，则称为非正视，或屈光不正。屈光不正包括近视、远视和散光。屈光状态受遗传和环境的影响。

近视根据度数分为轻度近视（≤ −3.00D）、中度近视（−3.25D~ −6.00D）和高度近视（> −6.00D）。单纯性近视一般在 −6.00D 以内，大部分患者眼底无病理性变化，适当的镜片可将视力矫正至正常。病理性近视通常超过 −6.00D，除视力差外，还伴有夜间视力差、飞蚊症、闪光感等症状。

远视根据度数可分为低度远视（≤ +3.00D）、中度远视（+3.25D ~ +5.00D）和高度远视（> +5.00D）。远视度数较低且年龄较轻时通过自身的调节能力可出现视力代偿，但由于过度频繁调节，远视者视疲劳症状较明显。随年龄增长，自身调节代偿减退，远视会逐渐明显显露出来。轻度远视无症状，不需要矫正，合并视疲劳和视力减退时，需要给予一定度数的镜片予以矫正。

由于眼球不同经线上屈光力不同，平行光线经过该眼球屈光系统后不能形成一个焦点，这种屈光状态称为散光。散光可分为规则散光和不规则散光。

（二）危害及预后

1. 危害

由于外界物体发出或反射的光线，经眼球前部的角膜、晶状体等屈折后形成的像，投照在视网膜上，视网膜接收信号并通过视神经将信号传递给大脑，形成视觉。如果形成的焦点不能落在视网膜上，就看不清物体，加之不合理用眼、工作压力的增加，以及经常性地依赖手机、电脑或者电视，导致眼的损害。随着病情的进一步发展，会给患者带来以下危害。

（1）可引起慢性结膜炎，易导致明显的红肿现象。

第八章

（2）若病情严重会出现视网膜脱落，一旦视网膜脱落，可能会导致严重失明。

（3）影响日常生活、学习和工作。

2. 预后

（1）如果及时接受正规治疗，正确戴镜可以维持比较好的视觉质量，不会影响日常生活。

（2）如果没有及时接受正规治疗，任何年龄的屈光不正，进一步发展将出现视疲劳或视力功能下降；近视容易发展成病理性近视，出现视网膜脱落等严重并发症。

（三）常用的体检方法

眼科检查。

（四）进一步检查项目

1. 病史询问

2. 视力检查

3. 验光、裂隙灯、眼底照相、眼肌及眼球运动检查

（五）健康管理

1. 预防

（1）佩戴合适的眼镜矫正视力，增加户外运动时间，减少近距离眼工

作负荷。

（2）用眼习惯：坐姿端正，注意握笔手指与胸口及眼的距离，减少电子设备的使用时间。

（3）日常生活中应注意眼部卫生，避免过度用眼导致眼疲劳，避免长时间、近距离用眼，减少揉眼，保证充足睡眠。

（4）养成良好的生活习惯，清淡饮食、多吃蔬菜等富含维生素 A、维生素 C 的食物。

（5）避免眼外伤，注意阳光下的紫外线防护，戴眼镜运动时小心碰撞，高度近视者应避免剧烈运动。

（6）及时治疗原发病。

（7）定期复查。

2. 治疗

（1）配镜治疗。

（2）手术治疗（角膜屈光、眼内屈光、后巩膜加固术）。

三、 倒睫

（一）医学解释

倒睫是指睫毛（向后）向眼球方向生长，与眼球相触。能引起睑内翻的各种原因，如睑缘炎、睑腺炎、眼睑局部炎症或外伤致瘢痕形成等均可造成倒睫，也可见于发育畸形的先天性睑内翻。倒睫数量多少不一，可仅有数根，或全部向眼球方向生长。患者可有眼痛、流泪、异物感。长期摩擦眼球可出现结膜充血、血管新生、角膜上皮角化，甚至角膜溃疡。

（二）危害及预后

1. 危害

导致倒睫的原因较多，炎症和外伤是主要原因。随着病情的进一步发展，会给患者带来以下危害。

（1）影响外在形象，由于睫毛不正常生长，导致患者频繁眨眼。

（2）由于部分睫毛向眼球方向生长，对角膜和眼球形成刺激，容易诱发结膜炎，造成结膜充血，还可伴有眼睛分泌物增多、眼部异物感，出现流泪、畏光等症状，久之可能会造成角膜溃疡。

（3）若倒睫诱发角膜溃疡后未得到及时治疗，很容易遗留角膜瘢痕，出现不同程度的视力障碍。

2. 预后

（1）若仅有数根倒睫，用眼科镊拔除即可，或手术去除倒睫部分毛囊及电解法破坏倒睫的毛囊，预后良好。

（2）如果睫毛对角膜刺激形成瘢痕或角膜移植反复排斥，则预后较差，甚至还会引起角膜瘢痕、角膜斑翳、角膜白斑等并发症。

（三）常用的体检方法

眼科检查。

（四）进一步检查项目

1. 病史询问

2. 裂隙灯检查

（五）健康管理

1. 预防

（1）健康宣教，注意面部和眼部周围清洁。

（2）勤洗手、洗脸，讲究卫生，不与他人共用毛巾、浴巾及化妆保养品。

（3）改善居住环境及卫生状况，减少苍蝇滋生。

（4）养成良好的生活习惯，清淡饮食、多饮水，避免进食辛辣刺激性食物，注意休息、保障睡眠。

（5）戒烟、戒酒，避免接触有害气体及物品。

（6）眼部出现症状及时就诊。

2. 治疗

目的：缓解倒睫对眼部的刺激，解除不适症状。

（1）选用润滑剂药物（常用玻璃酸钠滴眼液）。

（2）合理使用抗生素眼药膏。

（3）手术治疗：拔除倒睫或行电解法破坏倒睫的毛囊。如倒睫较多或伴有睑内翻，可施行手术治疗。

四、 中耳炎

（一）医学解释

中耳炎是指咽鼓管、鼓室、鼓窦、乳突全部或部分炎症累及所引起的病变，可分为：①急性化脓性中耳炎，多由细菌感染引起，常见病因为急性上呼吸道感染、不当地捏鼻鼓气或擤鼻、外伤性鼓膜穿孔、鼓膜穿刺或置管后。其症状为耳痛、听力减退、耳道流脓，可有畏寒、发热，一旦发生鼓膜穿孔，耳痛、发热会迅速减轻甚至消退；②非化脓性中耳炎（分泌性和气压损伤性中耳炎），是以鼓室积液和传导性耳聋为表现，常见病因为上呼吸道感染，多见于儿童，成人反复发作的分泌性中耳炎需警惕为鼻咽肿瘤压迫咽鼓管所致，另外也可见于头颈部肿瘤放疗后；③慢性化脓性中耳炎，是中耳黏膜、骨膜或深达骨质的慢性化脓性炎症，常见病因为急性化脓性中耳炎迁延，鼻腔、鼻窦及咽部的慢性疾病，全身抵抗力的下降，主要表现为间断性耳道流脓、鼓膜穿孔和听力下降。

（二）危害及预后

1. 危害

该病为各种原因导致的中耳黏膜病理变化，随着病情的变化，会给患者带来以下危害。

（1）导致听力下降，影响工作、学习与日常生活交流。

（2）分泌性中耳炎若治疗不及时，出现分泌物的机化，造成粘连，会严重影响听力。

（3）可形成胆脂瘤。

（4）严重者可出现耳源性颅内、外并发症。

2. 预后

（1）分泌性中耳炎查找病因，如鼻腔、鼻咽疾病并予以治疗，可治愈。如迁延不愈可转为粘连性中耳炎、鼓室硬化、中耳胆脂瘤等，导致听力减退，预后不佳。

（2）急性化脓性中耳炎积极治疗、控制感染、去除病因，可治愈。如因病程迁延可转为慢性化脓性中耳炎。

（三）常用的体检方法

耳镜检查。

（四）进一步检查项目

1. 实验室检查

（1）血常规。

（2）病原学检测（分泌物培养＋药敏）。

2. 耳镜

鼓气耳镜检查。

3. 听力检测

纯音听阈测试、声导抗检查等。

4. 影像学检查

乳突 CT。

（五）健康管理

1. 预防

（1）健康宣教，避免上呼吸道感染，保持鼻腔通畅，正确擤鼻涕。

（2）积极治疗鼻腔、鼻咽疾病，保持鼻腔及咽鼓管通畅。

（3）保持耳道清洁和干燥。

（4）增强个人防护意识，避免耳部外伤。

（5）积极锻炼身体，增强自身免疫力。

（6）鼓膜穿孔者，日常生活避免耳道进水，禁止游泳。

2. 治疗

原则：病因治疗，改善中耳通气、引流及清除中耳积液。

（1）急性期可根据病情严重程度选用合适的抗生素进行治疗。

（2）保持耳道清洁干燥。

（3）手术治疗。

五、 <u>耳聋</u>

（一）医学解释

耳聋是听觉传导通路发生器质性或功能性病变，导致不同程度听力损害的总称。其病因有遗传原因、孕产期病变、后天因素等。耳聋根据听力损失程度，依次可分为：轻度、中度、中重度、重度和极重度聋。根据发生的部位与性质，可分为传导性耳聋、感音神经性耳聋、混合性耳聋、功能性耳聋和伪聋。临床表现为听力下降、沟通障碍。

（二）危害及预后

1. 危害

根据耳聋的发病性质及类型的不同，其病因和病理改变也不同，随着病情的变化，会给患者带来以下危害。

（1）3岁以内的儿童听力障碍，称为语前聋，会影响其学习语言及言语表达，需要听觉言语培训。

（2）成年人发生耳聋，除了影响与别人的沟通与交流，还会因工作、生活中沟通不良带来的困扰出现心理问题，如焦虑、抑郁等。

（3）60岁以上老年人发生耳聋，还可能会使患者因听力障碍对外界环境变化不能及时做出反应而处于危险中，增加了意外事件的发生率。

2. 预后

（1）传导性耳聋病因明确，去除病因，如盯聍栓塞及耳道异物者予以清除，听骨链中断或先天畸形者进行听力重建手术等，听力可恢复，预后较好。

（2）感音神经性耳聋因病因复杂，需结合病史、有目的性的体检及听力学检查，筛查可能的病因。

（3）功能性耳聋查明并去除精神病因，结合暗示疗法，有意外疗效，预后好。

（4）伪聋需与功能性耳聋鉴别诊断，听力无障碍。

（三）常用的体检方法

音叉试验。

（四）进一步检查项目

1. 实验室检查

（1）血常规。

（2）血脂、血糖。

（3）微量元素。

（4）甲状腺功能。

（5）免疫性疾病筛查。

（6）耳聋基因筛查。

2. 耳镜检查

3. 血压检查

4. 功能检查

纯音听阈测试或声导抗测试、血管弹性度检测。

5. 影像学检查

头颅 CT/MRI，MR 内耳水成像。

（五）健康管理

1. 预防

（1）健康宣教，杜绝近亲结婚，积极预防妊娠期疾病，减少产伤。大力推广新生儿听力筛查。早发现、早干预。

（2）耳聋者及 60 岁以上者定期检查听力，了解听力减退情况。

（3）改善生活、工作环境，避免高频噪声等声污染。

（4）增强个人防护意识，避免耳部外伤。

（5）养成良好的生活习惯，保持良好心态。

（6）锻炼身体，增强体质，预防传染病。

2. 治疗

（1）明确病因，积极治疗。

（2）予以合适的人工听力辅助（例如助听器），以提高耳聋者生活质量。

（3）药物治疗（血管扩张剂、能量制剂及抗菌、抗病毒药物等）。

（4）听骨链中断或先天畸形者尽早进行听力重建手术。

六、 <u>**鼻息肉**</u>

（一）医学解释

鼻息肉起源于双侧中鼻道及鼻窦黏膜，突入鼻腔和鼻窦腔，外观为表面光滑的半透明软组织新生物，为鼻腔或鼻窦内突出于黏膜表面的增生组织团块，好发于成年人。其常见病因是脓性分泌物长期刺激、鼻腔过敏反应、遗传因素、免疫缺陷、纤毛功能障碍等。此病是鼻腔、鼻窦的慢性炎症性疾病，常与慢性鼻窦炎或变应性鼻炎相伴。主要症状为持续性鼻塞或鼻分泌物增多，伴面部疼痛或肿胀感，嗅觉减退或丧失。

（二）危害及预后

1. 危害

鼻息肉为一高度水肿的疏松结缔组织，以上皮下固有层水肿为主，伴有不同程度的胶原纤维沉积。嗜酸性粒细胞是主要的炎症细胞，此外还有中性粒细胞、浆细胞、淋巴细胞及肥大细胞等免疫炎性细胞浸润。随着病情的变化，会给患者带来以下危害。

（1）随鼻息肉增大，加重鼻窦炎症，可有闭塞性鼻音、嗅觉减退、头痛、耳鸣、耳闷，甚至并发分泌性中耳炎。

（2）影响下呼吸道，会导致支气管炎、肺炎，出现咳嗽、喘息、哮喘等。

（3）可导致或加重睡眠打鼾、憋气，频繁或长时间憋气会导致缺氧，出现血压升高、记忆力减退等。

2. 预后

（1）发现鼻息肉后给予药物规范治疗，治疗期间遵医嘱定期复查，部分可治愈。

（2）规范药物治疗效果不佳者，可通过鼻内镜下手术治疗，预后良好。

（三）常用的体检方法

鼻腔检查。

（四）进一步检查项目

1. 实验室检查

（1）血常规。

（2）EB 病毒三联检。

（3）过敏原筛查。

2. 内镜检查

纤维鼻咽镜。

3. 影像学检查

鼻窦 CT。

（五）健康管理

1. 预防

（1）健康宣教，避免上呼吸道感染，保持鼻腔通畅。

（2）改善生活及工作环境，日常尽量避免接触花粉、有气味的原料、皮毛、粉尘等。

（3）养成良好的生活习惯，清淡饮食、多饮水，戒烟、戒酒，保障睡眠，勤洗手。

（4）积极锻炼身体，增强自身免疫力。

（5）定期健康体检。

2. 治疗

（1）抗炎治疗，首选局部糖皮质激素喷剂治疗。

（2）抗过敏治疗。

（3）免疫治疗

（4）中医中药治疗。

（5）手术治疗：对部分药物和（或）免疫治疗效果不理想的，可考虑行手术治疗。可通过鼻内镜下手术治疗，摘除鼻息肉同时开放鼻窦。

七、 变应性鼻炎

（一）医学解释

变应性鼻炎是特应性个体暴露于致敏原后主要由免疫球蛋白E（IgE）介导的鼻黏膜慢性炎性反应性疾病，表现以鼻痒、阵发性喷嚏、大量清水样鼻涕及鼻塞为特征。按过敏原种类分类分为季节性变应性鼻炎和常年性变应性鼻炎；按症状发作时间分类分为间歇性变应性鼻炎和持续性变应性鼻炎；按疾病严重程度分类分为轻度变应性鼻炎和中－重度变应性鼻炎。

（二）危害及预后

1. 危害

该病属 IgE 介导的 I 型变态反应，涉及多种免疫细胞、细胞因子和黏附分子等的相互作用。其病理改变是以组胺为主的多种介质的释放，引起鼻黏膜明显的组织反应，表现为阻力血管收缩（鼻黏膜苍白），或容量血管扩张（鼻黏膜呈浅蓝色）、毛细血管通透性增加（黏膜水肿），多种免疫细胞浸润等，使鼻黏膜处于超敏感状态，使某些非特异性刺激（冷、热等）易于诱发变应性鼻炎而出现症状。随着病情的变化，会给患者带来以下危害。

（1）可并发或合并鼻息肉、支气管哮喘和过敏性结膜炎。

（2）可导致鼻窦炎和分泌性中耳炎。

（3）上气道咳嗽综合征：由于鼻腔的分泌物明显增多，会直接或间接对咽喉部造成刺激，而引起上呼吸道症状（咳嗽）。

（4）可导致睡眠障碍：鼻塞是睡眠障碍的重要原因之一。

2. 预后

（1）经及时和规范治疗，相应症状可得到良好控制，并能改善生活质量。

（2）复发率高，一旦接触致敏原或出现免疫力降低等情况，可复发。

（三）常用的体检方法

鼻腔检查。

（四）进一步检查项目

1. 实验室检查

（1）血常规。

（2）IgE 检测：血清总 IgE 检测、血清特异性 IgE。

（3）EB 病毒三联检。

（4）过敏原筛查。

2. 内镜检查

纤维鼻咽镜。

3. 影像学检查

鼻窦 CT。

（五）健康管理

1. 预防

（1）偶有鼻痒、喷嚏，无明显鼻塞：健康宣教，生活指导，尽可能避开致敏原。

（2）季节性发作者：生活指导，在发作季节前，药物治疗两周，可有效预防或减轻鼻炎发作。

（3）常年发作者：多与尘螨或饮食有关，可进行健康宣教，生活指导，协助患者做有效环境监控。

（4）合并哮喘者建议接种免疫球蛋白。

2. 治疗

原则："防治结合，四位一体"，包括环境控制、药物治疗、免疫治疗和手术方式。

（1）环境控制：尽量远离致敏原。

（2）药物治疗：分为一线用药和二线用药，一线治疗药物包括鼻用糖皮质激素（简称鼻用激素）、第二代口服药和鼻用抗组胺药、口服白三烯受体拮抗剂；二线治疗药物包括口服糖皮质激素、口服和鼻用肥大细胞膜稳定剂、鼻用减充血剂、鼻用抗胆碱能药。

（3）免疫治疗：诱导身体免疫耐受，使患者再次接触相应致敏原时症状明显减轻，甚或不产生临床症状。

（4）手术方式主要有两种类型：①以改善鼻腔通气功能为目的的下鼻甲成形术及鼻中隔矫正术；②以降低鼻黏膜高反应性为目的的神经切断术。

八、　鼻中隔偏曲

（一）医学解释

鼻中隔是鼻中线的骨性结构，由多块软骨及骨质构成。诸骨发育不均衡形成不同的张力曲线，诸骨间连续异常、外伤和鼻腔占位性病变逐渐增大压迫鼻中隔、遗传等均可致鼻中隔偏曲。鼻中隔偏曲大部分人都有，无明显临床症状者称生理性鼻中隔偏曲，有临床症状者称为病理性鼻中隔偏曲。病理性鼻中隔偏曲临床上可出现偏曲侧鼻出血、头痛、鼻塞、鼻窦引流障碍及继发鼻窦炎。

（二）危害及预后

1. 危害

该病是鼻中隔偏向一侧或双侧弯曲，或局部有突起，引起鼻腔通气功能障碍。临床上鼻中隔偏曲的类型多种多样（C型、S型、棘突或嵴突等）。随着病情的变化，会给患者带来以下危害。

（1）因偏曲侧黏膜突出、变薄，常受气流和粉尘刺激，易发生糜烂出血。

（2）偏曲造成鼻腔通气通道变窄，会导致鼻腔通气减少，重者可引起打鼾症状。

（3）部分鼻中隔偏曲压迫鼻腔可导致头痛。

（4）会妨碍鼻窦引流，容易造成鼻窦炎。

（5）严重者会堵塞鼻孔，引起嗅觉减退等症状。

2. 预后

（1）生理性鼻中隔偏曲，不影响鼻腔功能，可以不必纠正及治疗。

（2）病理性鼻中隔偏曲，通过手术矫正，可获得良好效果。

（三）常用的体检方法

鼻镜检查。

（四）进一步检查项目

1. 实验室检查

（1）血常规。

（2）EB 病毒三联检。

2. 内镜检查

鼻内镜。

3. 影像学检查

鼻窦 CT。

（五）健康管理

1. 预防

（1）健康宣教，防止感冒，避免上呼吸道感染，保持鼻腔通畅，不暴力擤鼻。

（2）积极治疗鼻咽部疾病。

（3）增强个人防护意识，避免鼻部外伤。

（4）保持鼻腔湿润，尤其是秋冬季，预防鼻出血。

（5）养成良好的生活习惯，清淡饮食，戒烟、戒酒。

（6）积极锻炼身体，增强自身免疫力。

2. 治疗

原则：有临床症状的鼻中隔偏曲需行手术治疗。

（1）合并鼻炎可予生理盐水鼻腔冲洗或在专科医生指导下予鼻喷剂喷鼻。

（2）手术治疗：鼻中隔矫正术和鼻中隔黏膜下切除术。

九、 鼻咽癌

（一）医学解释

鼻咽癌是发生在鼻咽部的恶性肿瘤，原发于鼻咽黏膜上皮，具有原发部位隐蔽、不易被早期发现、病理分化差、恶性程度高、容易浸润性生长及早期转移的特点。目前认为鼻咽癌的发生与 EB 病毒感染、遗传和环境因素等相关，有明显的地域性。同时不健康的生活方式也可诱发该病的发生，如大量吸烟、食用腌制食品、空气污染等。临床症状可表现为耳闭塞感、耳鸣、听力下降、鼻塞、涕中带血、颈部淋巴结肿大、头痛、面部麻木、复视，晚期可出现远处转移等一系列症状。

（二）危害及预后

1. 危害

该病主要累及鼻咽部，向上可通过鼻腔顶部累及到颅内、眼眶、脑神经，向两侧会累及到咽旁、中耳等部位，还可通过向远处转移累及骨、肺、肝等。随病情发展，将会出现癌细胞转移和扩散，导致以下身体危害。

（1）肿瘤侵犯眼睛可出现视力障碍、视野缺损等。

（2）肿瘤侵犯脑神经导致相应症状。

（3）淋巴结转移。

（4）鼻腔出血。

2. 预后

（1）早发现、早诊断、早治疗，预后良好。

（2）如果是疾病晚期，出现转移情况，预后不良。

（三）常用的体检方法

鼻咽部 CT。

（四）进一步检查项目

1. 实验室检查

（1）血常规。

（2）生化全套。

（3）EB 病毒三联检。

（4）过敏原筛查。

2. 影像学检查

（1）颈部彩超、全腹超声。

（2）胸部 CT、鼻咽部 CT。

（3）鼻咽部 MRI。

3. 内镜检查

纤维鼻咽镜。

4. 病理学检查

鼻咽部活检。

（五）健康管理

1. 预防

（1）定期健康体检。

（2）改变不良饮食习惯，不吃高盐腌制食物。多吃新鲜的瓜果、蔬菜。

（3）戒烟、戒酒。

（4）积极治疗及预防 EB 病毒感染。

（5）及时治疗呼吸道感染，远离有毒、有害化合物的环境。

2. 治疗

（1）局部放疗、化疗。

（2）止血、抗炎、对症治疗。

（3）局部手术治疗或光辐射治疗。

（4）中医中药及免疫治疗。

十、鼻窦炎

（一）医学解释

鼻窦炎指鼻窦黏膜的炎症性疾病，多与鼻炎同时存在。可由细菌、病毒、真菌感染所致，也可由外界环境的尘螨、花粉等因素导致过敏所致。通常认为与呼吸道感染、变态反应、鼻－鼻窦解剖学异常及遗传学因素等有关。主要症状表现为鼻塞、黏脓性鼻涕、嗅觉减退、头面部胀痛，亦可伴有食欲减退、畏寒、发热、记忆力减退、注意力不集中、失眠、精神萎靡、烦躁不安等症状。

（二）危害及预后

1. 危害

鼻窦炎主要是窦口被堵塞引起，鼻窦分泌物不能排出，逆行感染引起鼻窦黏膜感染。鼻窦炎的形成还可因中鼻道或上鼻道黏膜息肉引起窦口堵塞。随着病情的发展可引起以下身体危害。

（1）常出现鼻塞、流鼻涕、鼻出血、头痛及嗅觉减退。

（2）影响呼吸、睡眠，导致失眠。

（3）严重者病变向周围组织蔓延出现眼眶周围蜂窝织炎、球后视神经炎、化脓性脑膜炎、脑脓肿等严重并发症。

2. 预后

（1）经积极治疗，预后良好，不影响正常工作和生活。

（2）若不接受正规治疗，可导致病变向邻近组织蔓延，出现眼眶内感染、颅内感染。

（3）复发率较高。

（三）常用的体检方法

鼻腔检查、鼻窦 CT。

（四）进一步检查项目

1. 实验室检查

（1）血常规。

（2）EB 病毒三联检。

（3）过敏原筛查。

（4）鼻腔分泌物培养 + 药敏。

2. 内镜检查

纤维鼻咽镜。

3. 影像学检查

鼻窦 CT/MRI。

（五）健康管理

1. 预防

（1）注意保暖，预防感冒，戴口罩，擤鼻勿太用力，避免造成鼻腔黏膜损伤。

（2）戒烟、戒酒。

（3）避免接触花粉、香水等容易造成过敏的物质。

（4）平时注意劳逸结合，适当运动。

（5）加强营养，清淡饮食，多喝水，提高身体免疫力。

2. 治疗

（1）早发现、早诊断、积极治疗。

（2）鼻用糖皮质激素：可减轻鼻黏膜水肿，促进炎症消退。

（3）抗生素使用：用于急性发作期及鼻内镜术后预防感染。

（4）鼻腔冲洗，可用生理盐水冲洗，能促进脓性分泌物排出，改善鼻腔通气。

（5）黏液溶解促排剂：既可增强鼻黏膜纤毛摆动，又可稀化黏涕，能促进黏脓涕的排出。

（6）物理治疗：可改善局部血液循环，促进炎症消退，减轻水肿。

（7）手术治疗：药物治疗无效可采用鼻窦内镜手术。

十一、　慢性扁桃体炎

（一）医学解释

扁桃体通常指腭扁桃体，扁桃体炎是扁桃体的非特异性炎症，可分为急性与慢性，但扁桃体炎通常是指慢性扁桃体炎。链球菌、葡萄球菌、肺炎双球菌及腺病毒、鼻病毒为本病的主要病原体。扁桃体炎多由急性扁桃体炎反复发作或因扁桃体隐窝引流不畅，窝内细菌、病毒滋生感染演变而来。常有咽痛、咽干、咽痒、口臭、咽异物感、刺激性咳嗽等症状。

（二）危害及预后

1. 危害

该病多由于急性扁桃体炎的反复发作演变而来，隐窝内上皮坏死、脱落，与细菌、炎症渗出物聚集，隐窝引流不畅，形成脓栓，成为感染灶，反复刺激扁桃体而增大。随着病情的进一步发展，会给患者带来以下危害。

（1）慢性扁桃体炎会引发全身变态反应，产生各种并发症，如风湿性关节炎、风湿热、心脏病、肾炎等。

（2）易反复发作，严重者可影响日常工作和学习。

（3）慢性扁桃体炎是扁桃体周围脓肿发生的主要病因，出现张口受限。脓肿破裂，易造成呛咳、误吸，甚至导致吸入性肺炎等严重并发症。

2. 预后

（1）慢性扁桃体炎反复发作成为病灶，可引起局部或全身多种并发症。

（2）必要时手术治疗，可治愈。

（三）常用的体检方法

咽部检查。

（四）进一步检查项目

1. 实验室检查

（1）血常规、尿常规。

（2）肾功能。

（3）ESR、抗链球菌溶血素 O 试验（anti-streptolysin O test，ASO）、RF。

（4）心肌酶、肌钙蛋白。

2. 功能检查

心电图。

3. 体格检查

颈部体格检查。

4. 影像学检查

颈部及淋巴结彩超。

（五）健康管理

1. 预防

（1）健康宣教，避免上呼吸道感染。

（2）加强锻炼，增强体质和抗病能力。

（3）注意口腔卫生。

（4）养成良好的生活习惯，清淡饮食、多饮水，避免辛辣、刺激性食物，注意休息、保障睡眠。

（5）戒烟、戒酒，避免接触有害气体及物品。

（6）定期健康体检。

2. 治疗

（1）合理使用抗生素。

（2）选用增强免疫力的药物（如注射胎盘球蛋白、转移因子）。

（3）中医中药治疗。

（4）手术治疗：扁桃体切除术。

十二、 EB 病毒抗体阳性

（一）医学解释

EB 病毒，又称人类疱疹病毒，主要感染人类口咽部的上皮细胞和 B 淋巴细胞，是鼻咽癌、传染性单核细胞增多症的主要致病因素。此外 EB 病毒感染与伯基特淋巴瘤、B 淋巴细胞恶性肿瘤、霍奇金病相关。

（二）进一步检查项目

1. 实验室检查

EB 病毒三联检。

2. 影像学检查

鼻咽部 MRI。

3. 内镜检查

纤维鼻咽镜。

第九章　运动系统

一、　**颈椎病**

（一）医学解释

颈椎病是指颈椎椎间盘退行性改变及其继发的相邻结构病理改变累及周围组织结构（神经、血管等），并出现与影像学改变相应的临床表现的疾病。主要分为四型：①颈型颈椎病，表现为枕部、颈部、肩部疼痛等异常感觉，可伴有相应的压痛点；②神经根型颈椎病，具有较典型的神经根症状（手臂麻木、疼痛），其范围与颈脊神经所支配的区域一致，体检示压颈试验或臂丛牵拉试验阳性；③脊髓型颈椎病，临床上会出现典型的颈脊髓损害的表现，以四肢运动障碍、感觉及反射异常为主；④其他型颈椎病，临床表现为眩晕、视物模糊、耳鸣、手部麻木、听力障碍、心动过速、心前区疼痛等一系列交感神经症状，体检可出现旋颈试验阳性。

（二）危害及预后

1. 危害

颈椎功能单位由两个相邻椎体、椎间盘、关节突关节和钩椎关节构成。

颈椎由于活动度较大，因而容易退变。病情进一步发展可引起神经功能受损，出现以下身体危害。

（1）会压迫局部神经根，可引发神经功能损害，严重者可能有瘫痪现象。

（2）出现颈部疼痛、活动受限、手部肿胀，对工作、生活带来影响。

（3）头晕、头痛、上肢麻木。

2. 预后

（1）未及时接受治疗，将会出现颈肩痛，肢体感觉和运动功能障碍。

（2）保守治疗有较好疗效。

（3）手术治疗不易复发。

（三）常用的体检方法

颈椎 X 线、颈椎 CT。

（四）进一步检查项目

1. 功能检查

肌电图、全脊柱功能检测。

2. 影像学检查

（1）经颅多普勒超声（TCD）。

（2）颈动脉彩超。

（3）颈椎 MRI。

（五）健康管理

1. 预防

（1）加强颈部肌肉锻炼，避免颈部外伤。

（2）调整日常姿态，保持正常的坐姿、站姿、睡姿，应避免高枕、长时间低头等不良习惯。

（3）避免过度疲劳，防范风寒、潮湿的影响。

（4）运动调节。

2. 治疗

目的：解除脊髓和神经等结构的压迫，促进神经功能恢复。

（1）非手术治疗：运动、针灸、按摩、热疗、电疗、牵引、颈托。

（2）手术治疗（减压术）：神经根性疼痛剧烈，保守治疗无效；脊髓或神经根明显受压，伴有神经功能障碍；症状虽然不甚严重但保守治疗半年无效，或影响正常生活和工作者，应采取手术治疗。

（3）药物治疗：非甾体抗炎药、神经营养药物及骨骼肌松弛类药物有助于缓解症状。

二、　颈椎间盘突出症

（一）医学解释

颈椎间盘突出症是在颈椎间盘退变的基础上，因椎间盘突出压迫脊髓或神经根所致的疾病。多发生于 40~50 岁，男性多于女性，突出部位以 C5—C6、C4—C5 为最多。表现为颈项疼痛、颈肩疼痛，以及肢体疼痛、麻木、无力。

（二）危害及预后

1. 危害

当颈椎间盘退变时，后侧纤维环部分损伤或断裂，在轻微外力下使颈椎过伸或过屈，致近侧骨向前、向后移位，使椎间盘纤维环突然承受较大的牵张力，导致其完全断裂，髓核组织从纤维环破裂处经后纵韧带突入椎管，压迫脊髓和神经根而产生以下危害。

（1）突出的椎间盘组织压迫颈神经根时，病人有颈项痛、颈肩痛或上肢放射痛并有麻木感。压迫严重时表现为手部无力、病肢肌力下降、腱反射减弱或消失。

（2）当颈椎间盘组织压迫脊髓时，病人表现为四肢不同程度的感觉、运动障碍或括约肌功能障碍，也可表现为截瘫、四肢瘫。

2. 预后

（1）无严重神经损害的颈椎间盘突出，经非手术治疗，一般恢复较好。

（2）严重神经损害的颈椎间盘突出，经手术治疗后，再配合正确护理与康复锻炼，效果甚佳。

（三）常用的体检方法

颈椎 X 线、颈椎 CT。

（四）进一步检查项目

1. 功能检查

全脊柱功能检测、肌电图。

2. 影像学检查

颈椎 MRI。

（五）健康管理

1. 预防

（1）加强颈部肌肉锻炼，避免颈部外伤。

（2）养成良好的生活习惯，保持正常的坐姿、睡姿。

（3）注意不要疲劳，减少颈椎负荷。

（4）运动调节，增强体质。

2. 治疗

（1）一般采用非手术疗法：生活习惯改变、运动、针灸、理疗、推拿、颈椎牵引。

（2）药物消炎止痛：非甾体抗炎药、神经营养药物及骨骼肌松弛类药物及中药。

（3）手术治疗：椎间盘切除，解除脊髓和神经根的压迫，促进神经功能恢复。

腰椎间盘突出症

（一）医学解释

腰椎间盘突出症是指腰椎间盘发生退行性改变以后，在外力作用下，纤维环部分或全部破裂，单独或者连同髓核、软骨终板向外突出，刺激或压迫腰椎神经和神经根引起的以腰腿痛为主要症状的一种病变。根据其突出程度及影像学特征，结合治疗方法可分为5型，即膨出型、突出型、脱出型、游离型及经骨突出型。临床上常表现为腰痛、神经根性疼痛、下肢麻木无力、下肢放射痛、大小便功能障碍等症状。

（二）危害及预后

1. 危害

椎间盘由髓核、纤维环和软骨终板构成。由于椎间盘承受躯干及上肢的重量，在日常生活和劳动中，易发生劳损。椎间盘仅有少量血液供应，营养主要靠软骨终板渗透，较为有限，因而极易发生退变。常由于外伤、积累性损伤、退变等作用，椎间盘发生变性，纤维环部分或全部破裂，导致髓核突出，突出的髓核刺激或压迫神经产生以下局部和下肢的危害。

（1）由于神经压迫，会产生强烈疼痛，腰部活动受限，表现为无法翻身。

（2）不能长时间走路、站立，出现下肢疼痛，肌肉萎缩、无力、麻木。

（3）不能进行体育活动，易引起扭伤或跌倒。

（4）持久或严重疼痛会影响生活、学习，导致运动功能障碍、大小便失禁。

2. 预后

（1）若未得到及时治疗，随着病情蔓延，可导致血管损伤，周围神经损伤，严重者甚至瘫痪。

（2）经合理治疗及康复锻炼，大部分病情可缓解或治愈。早期、规范治疗有着重要意义。

（三）常用的体检方法

腰椎 X 线、腰椎 CT。

（四）进一步检查项目

1. 功能检查

全脊柱功能检测、肌电图。

2. 影像学检查

腰椎 MRI。

（五）健康管理

1. 预防

（1）适当锻炼、控制体重、增强自我保护意识、避免腰部不良姿势，避免搬重物。

（2）保持良好的生活习惯，保持良好的坐姿、站姿，选用中等硬度床垫。

（3）饮食以清淡为主，多吃蔬菜、水果及豆类食品，以及含钙量高的食物。

（4）避免外伤。

2. 治疗

（1）采用非手术治疗：卧床休息，牵引，搭配按摩、热敷、冲击波、干扰电疗法等物理治疗。

（2）止痛：应用非甾体抗炎药缓解症状。

（3）手术治疗：保守治疗无效时，可考虑手术治疗，方式有以下2种。

●非融合技术：传统开放性椎间盘摘除术、微创椎间盘摘除术及腰椎人工椎间盘置换术。

●融合技术：传统开放融合技术及微创融合技术。

四、 腰椎管狭窄

（一）医学解释

腰椎管狭窄症是一种临床综合征，由多种原因所致的椎管、神经根管、椎间孔的任何形式的狭窄，导致相应部位的脊髓、马尾神经或腰神经受压。依据腰椎管狭窄的部位可分为中央型椎管狭窄、神经根管狭窄和隐窝狭窄。依据病因可分为先天性、发育性和继发性椎管狭窄。继发性椎管狭窄包括退行性、医源性、创伤性及其他椎弓峡部裂并椎体滑脱等所致椎管狭窄。临床上多见的是退行性椎管狭窄。患者会出现腰部疼痛、一侧或双侧下肢痛，伴感觉异常、神经源性间歇性跛行。

（二）危害及预后

1. 危害

腰椎管的形状在不同的节段有所不同，腰椎退变则发生腰椎间盘膨出，黄韧带皱褶，椎体后边骨赘形成，关节突关节增生、内聚等，使椎管容积缩小，神经根或马尾神经受压。同时椎管内静脉丛回流障碍，引起神经缺血，压迫时间越长，神经功能的损害越重。随着病情的发展常可导致以下危害。

（1）腰部疼痛，一侧或双侧下肢痛，肌力下降或肌萎缩。

（2）出现间歇性跛行。

（3）不能搬运东西，不能进行体育活动，影响生活、工作和学习。

2. 预后

（1）早期、规范治疗有着重要意义，预后良好。

（2）严重时会造成血管损伤，周围神经损伤。

（三）常用的体检方法

腰椎 X 线、腰椎 CT。

（四）进一步检查项目

1. 实验室检查

血清钙测定、骨碱性磷酸酶、骨钙素。

2. 骨密度检测

3. 功能检查

全脊柱功能检测、肌电图。

4. 影像学检查

腰椎 MRI。

（五）健康管理

1. 预防

（1）作息规律，避免劳累及搬重物。

（2）保持良好的生活习惯，保持良好的坐姿、站姿。

（3）控制体重，加强锻炼。

（4）饮食以清淡为主，多吃蔬菜、水果及豆类食品，以及含钙量高的食物。

（5）避免外伤。

2. 治疗

目的：尽快恢复受损脊髓功能，解除受损部位的炎症，缓解疼痛，减轻脊髓肿胀，解除椎管狭窄。

（1）卧床休息。

（2）药物治疗：非甾体抗炎药。

（3）非手术治疗：症状轻者可采用推拿、针灸、有氧运动、腰背肌锻炼等。

（4）手术治疗：非手术治疗无效，视病情选择不同的手术方式治疗（单纯椎管减压术或减压植骨融合内固定术）。

五、腰椎骨质增生

（一）医学解释

腰椎骨质增生是发生在腰椎的骨质部位，属于退行性疾病，指骨骼边缘异常生长，形成骨性突起，是骨骼老化、体重增加、慢性劳损、腰部外伤的结果，也是人体的一种保护性的反应。患病多为 40 岁以上的中老年人，伴有腰部僵硬、疼痛或下肢麻木等。查体可见腰椎生理曲度异常，腰椎两侧肌肉可有压痛，部分可表现为间歇性跛行症状。

（二）危害及预后

1. 危害

随着年龄的增长，腰椎逐渐衰老、退化，腰椎间盘就会逐渐失去水分变薄，腰椎与椎间盘相接的边缘骨密度就会增加，并且逐渐向外增生。随着病情的发展，会给身体带来以下危害。

（1）腰部僵硬、疼痛、酸胀。

（2）下肢麻木，间歇性跛行，肌力减弱，严重者不能长时间行走。

（3）不能搬运东西，不能进行体育活动。

（4）影响生活和学习。

2. 预后

（1）有症状者，治疗后可获得改善。

（2）部分可反复发作。

（三）常用的体检方法

腰椎 X 线、腰椎 CT。

（四）进一步检查项目

1. 实验室检查

血清钙测定、骨碱性磷酸酶、骨钙素。

2. 骨密度检测

3. 功能检查

全脊柱功能检测。

4. 影像学检查

腰椎 MRI。

（五）健康管理

1. 预防

（1）作息规律，避免劳累及搬重物。

（2）保持良好的坐姿、站姿和睡姿，增加脊柱支撑力，预防腰椎间盘的损伤。

（3）控制体重，加强锻炼。

（4）饮食以清淡为主，少食多餐，多吃蔬菜、水果及豆类食品，以及含钙量高的食物。

（5）避免外伤。

2. 治疗

（1）卧床休息。

（2）症状轻者采用非手术康复治疗。

（3）出现临床症状的可应用药物治疗，如非甾体抗炎药（如布洛芬）。

（4）当出现腰痛、下肢疼痛、神经源性间歇性跛行、保守治疗无效时，可考虑手术治疗。

六、　腰椎滑脱症

（一）医学解释

腰椎滑脱指相邻的两椎体发生向前或向后相对位移。依据发生滑脱的原因，分为椎弓发育不良性、椎弓峡部裂性、退行性、创伤性、病理性和医源性滑脱。临床上以椎弓峡部裂性和退行性多见，表现为持续腰痛或合并下肢痛，可放射至小腿及足背或足外侧。严重时可出现间歇性跛行及大小便功能障碍等症状。

（二）危害及预后

1. 危害

腰椎滑脱根据滑脱的程度不同分为 4 度：① Ⅰ 度，椎体向前滑动不超过椎体中部矢状径的 1/4 者；② Ⅱ 度，椎体向前滑动超过 1/4，但不超过 2/4 者；③ Ⅲ 度，椎体向前滑动超过 2/4，但不超过 3/4 者；④ Ⅳ 度，椎体向前滑动超过椎体矢状径的 3/4 者。级别越高，危害越大。

主要有以下几点危害。

（1）腰部持续疼痛，不能长时间走路、站立。

（2）不能进行体育活动，易引起脚踝部扭伤或跌倒。

（3）合并或继发腰椎小关节炎、腰背肌劳损、骨结构改变、神经根受压、腰椎管狭窄。

（4）神经功能障碍，造成脊髓受压，出现下肢麻木无力和疼痛。

2. 预后

（1）无神经压迫症状，保守治疗可以使腰痛得到缓解，预后良好。

（2）有神经压迫症状，通过手术治疗后能缓解症状，预后也良好。

（三）常用的体检方法

腰椎 X 线。

（四）进一步检查项目

1. 实验室检查

骨碱性磷酸酶、骨钙素、血钙。

2. 骨密度检测

3. 功能检查

全脊柱功能检测、肌电图。

4. 影像学检查

腰椎 CT/MRI。

（五）健康管理

1. 预防

（1）饮食以清淡为主，选用高蛋白、高维生素的食物。

（2）作息规律，避免劳累及搬重物。

（3）控制体重，加强锻炼。

（4）避免脊柱外伤，在一定程度上可以降低发病率。

2. 治疗

（1）病人症状较轻时保守治疗。卧床休息，应用非甾体抗炎药，牵引、使用支具保护，可有效缓解症状。

（2）退行性腰椎滑脱或椎弓峡部裂性腰椎滑脱，腰腿痛症状明显者，应行手术腰椎管减压、腰椎滑脱复位、内固定和植骨融合术。

七、 膝关节退行性病变

（一）医学解释

膝关节退行性病变，又称骨关节病、退行性关节炎、增生性关节炎、老年性关节炎等，是最常见的一种慢性、进展性关节疾病，多见于中老年人。其病理特点为关节软骨变性、破坏、软骨下骨硬化、软骨下骨囊腔变、关节边缘骨赘形成，伴滑膜增生，以及关节囊、周围韧带退变、纤维化、萎缩。症状表现为过度运动（上下楼梯、爬山、跑步等运动）后膝关节疼痛，休息后症状可缓解。

（二）危害及预后

1. 危害

膝关节退行性病变是一种长期、慢性、渐进的病理过程，由多种致病因素（包括机械性和生物性因素）的相互作用所致。随着病变逐渐进展，会出现行走功能障碍，如果不及时治疗，会造成以下严重后果。

（1）长期过度运动，将会导致膝关节炎，过度磨损导致膝关节破坏。

（2）关节疼痛。

（3）严重者可导致肌肉萎缩、关节畸形，以致影响正常的工作和生活。

2. 预后

步行功能受限。

（三）常用的体检方法

膝关节 X 线、膝关节 MRI。

（四）进一步检查项目

1. 实验室检查

（1）血常规。

（2）生化全套。

（3）血清钙测定。

（4）C 反应蛋白、ESR、RF、ASO。

2. 骨密度检测

3. 影像学检查

膝关节 CT。

（五）健康管理

1. 预防

（1）适当运动，进行肌力训练，增强关节周围肌力，增强关节稳定性。

（2）不要过度劳累，注意走路和劳动的姿势，避免身体肥胖，以减少膝关节所受的冲击力，减少上下楼梯。

（3）饮食宜清淡、易消化、富含维生素，避免进食生冷、寒凉食物。

2. 治疗

目的：减轻和消除疼痛，延缓疾病进展，矫正畸形，恢复和维持关节功能，改善生活质量。

（1）药物治疗：采用消炎止痛类药物（非甾体抗炎药）。

（2）物理治疗：热疗、水疗、超声波、针灸、按摩、牵引、经皮神经电刺激等。

（3）手术治疗，严重者可行关节表面置换术。

八、 腱鞘囊肿

（一）医学解释

腱鞘囊肿是指发生于关节部腱鞘内的囊性肿物，皮肤鼓起，内含有无色透明或橙色、淡黄色的浓稠黏液，多发于腕背、桡侧腕屈肌腱和足背部关节处皮下，手指掌指关节及近侧指间关节处也常见到，本病以女性和青少年多见。病因尚不清楚，慢性损伤使滑膜腔内滑液增多而形成囊性疝或结缔组织黏液退行性病变可能是发病的重要原因。早期无症状，后期可产生局部酸、胀痛，以及握力差等表现。若囊肿过大，压迫局部组织，可产生局部疼痛、远端麻木及关节运动障碍等症状。

（二）危害及预后

1. 危害

该病是一种较为常见的慢性疾病，其本质是人体小关节或者肌腱部位的一种良性肿物。随着病情的发展可导致以下危害。

（1）较大的囊肿压迫局部组织，可产生局部疼痛、远端麻木及关节运动障碍。

（2）影响美观、工作及生活。

2. 预后

（1）较小的囊肿可以自行消失。

（2）不同的治疗方法，达到的效果不同，穿刺抽吸并注射药物可以治愈，但复发率高。

（3）手术治愈率较高。

（三）常用的体检方法

放射 X 线。

（四）进一步检查项目

1. 实验室检查

血常规。

2. 影像学检查

（1）浅表肿物超声。

（2）相应关节 MRI。

3. 病理学检查

病理活检。

（五）健康管理

1. 预防

（1）养成良好的生活习惯，避免疾病加重，尽可能减少囊肿部位活动。

（2）自行轻按摩，避免暴力挤压、碰撞。

（3）不要随意用针刺破、用力挤压，不但难以痊愈，还容易增加感染风险及损伤正常组织结构。

（4）避免寒冷刺激。

（5）避免经常提举重物。

2. 治疗

（1）较小的囊肿多为良性，无需治疗，会自行缓解、消失。

（2）较大的囊肿出现压迫症状可手术治疗。

（3）轻度疼痛可口服非甾体抗炎药，减轻炎症，缓解疼痛。

（4）关节制动：减少关节活动，避免损伤进一步加重。

九、　肌酸激酶增高

（一）医学解释

肌酸激酶（creatine kinase，CK）主要的生理功能是参与细胞内能量的产生，因此普遍存在于消耗能量高的细胞，如骨骼肌和心肌之中，除此之外也存在于脑、平滑肌细胞和精子中，是诊断急性心肌梗死重要的指标之一，也是反映神经肌肉损伤时的敏感项目。增高见于剧烈运动、骨骼肌损伤、皮肌炎、进行性肌萎缩、病毒性心肌炎、心肌梗死、脑梗死、脑膜炎、甲状腺功能减退、胰腺炎等疾病。

（二）进一步检查项目

1. 实验室检查

（1）心肌酶谱。

（2）肌钙蛋白Ⅰ。

（3）甲状腺功能检查。

2. 影像学检查

（1）甲状腺彩超、全腹彩超、心脏彩超。

（2）颅脑 CT。

十、 骨碱性磷酸酶增高

（一）医学解释

骨碱性磷酸酶（bone alkaline phosphatasc，BALP）是由成骨细胞分泌，在成骨的过程中水解磷酸酯，促进羟磷灰石沉积，同时还可以水解焦磷酸盐，解除其抑制骨盐形成的作用，最终有利于成骨，是反映成骨细胞活性和骨形成的敏感且特异的标志物之一。增高主要见于：①生理性增高见于儿童生长期；②病理性增高见于佝偻病、骨质疏松症、恶性肿瘤骨转移、成骨性肿瘤如骨肉瘤等。

（二）进一步检查项目

1. 实验室检查

（1）血清钙测定、血清磷测定。

（2）25- 羟维生素 D、骨钙素。

2. 骨密度检测

第十章　风湿免疫系统

　强直性脊柱炎

（一）医学解释

强直性脊柱炎是一种主要累及脊柱、中轴骨骼和四肢大关节，并以椎间盘纤维环及其附近结缔组织出现纤维化和骨化及关节强直为病变特点的慢性炎症性进行性疾病。病因尚不清楚，但与人类白细胞抗原（human leucocyte antigen，HLA）B27（HLA-1327）强相关。以 16~30 岁为好发年龄段，早期可无明显症状，部分患者在腰椎检查时偶然发现双侧骶髂关节炎，严重者可表现为下腰部、骶髂部、臀部、腹股沟等部位疼痛或不适，还可有腰部发僵的症状，晨起或久坐起立时发僵最为明显，而活动后可减轻。

（二）危害及预后

1. 危害

强直性脊柱炎为原发性、慢性、血管翳破坏性炎症，韧带骨化属继发的修复过程。由于附着于骨的部分韧带、关节囊、肌腱出现炎症反应、纤维化、钙化等，使得纤维细胞数量不断增多，出现纤维化的韧带弹性越来越弱，钙盐的聚集、沉积，韧带就发生钙化变得坚硬，其关节囊也发生钙化。随着病情进展将导致以下危害。

（1）导致全身乏力，出现腰、背部酸痛，严重者可出现脊柱竹节样改变。

（2）累及胸廓时出现呼吸困难。

（3）发生脊柱变形，最终发生驼背。

（4）累及下肢关节可出现行动不便。

（5）不能负重搬运，影响工作及生活质量。

2. 预后

不能自愈，也不能治愈。

（三）常用的体检方法

全脊柱 X 线、全脊柱 CT。

（四）进一步检查项目

1. 实验室检查

（1）血常规。

（2）生化全套。

（3）血沉、C 反应蛋白、RF、ASO、抗环瓜氨酸肽抗体（anticyclic citrullinated peptide antibody，抗 CCP 抗体）。

（4）HLA-B27。

2. 功能检查

全脊柱功能检测。

3. 影像学检查

全脊柱 MRI。

（五）健康管理

1. 预防

（1）经早期诊断，规范治疗，可缓解病情进展、预防关节畸形和残疾的发生。

（2）日常避免慢性劳损，避免感染。

（3）适当运动。

（4）避免寒冷刺激。

（5）避免过度弯腰及搬重物。

（6）保持良好的生活习惯，选择富含蛋白质和维生素的食物。

（7）宜睡硬板床。

2. 治疗

目的：缓解疼痛和僵硬，防止畸形，改善功能。

（1）体育锻炼，进行关节活动范围和伸展训练，改善关节灵活性和力量。

（2）物理治疗（水疗、超短波），可缓解肌肉痉挛，改善血液循环。

（3）药物治疗（非甾体抗炎药）。

（4）中医治疗。

（5）畸形严重及功能影响最大的部位可采取手术治疗。

二、 骨质疏松症

（一）医学解释

骨质疏松症是一种以骨量低下、骨组织微结构损坏，导致骨脆性增加，易发生以骨折为特征的全身性骨病。可发生于任何年龄，但多见于绝经后女性和老年男性，依据病因，分为原发性和继发性两大类。原发性骨质疏松症包括绝经后骨质疏松症（Ⅰ型）、老年骨质疏松症（Ⅱ型）和特发性骨质疏松症（青少年型）。继发性骨质疏松症指由影响骨代谢的疾病、药物或其他明确的病因导致的骨质疏松。大多数骨质疏松症患者，病情轻者无症状，仅在 X 线摄片或骨密度测量时被发现，较重者临床上仅表现为身高缩减、驼背、腰背痛、脊柱畸形、腿抽筋及骨痛和乏力。骨痛通常为弥漫性、无固定部位，查体不能发现压痛区 / 点，乏力常于劳累或活动后加重。患者出现负重能力下降或不能负重、微小创伤后的髋部骨折及反复发生骨折等。

（二）危害及预后

1. 危害

骨质疏松症是复杂疾病，是遗传和环境因素交互作用的结果。该病的主要危害有以下几点。

（1）疼痛：主要表现为腰背及全身疼痛，通常在长时间行走后或翻身、起坐时出现。

（2）乏力：简单劳动时或之后明显，负重能力下降。

（3）脊柱变形：可由椎体压缩性骨折，导致身高变矮或者驼背等。

（4）轻微的外力或简单运动时，可能发生骨折。

2. 预后

（1）多数患者经积极有效的治疗，症状可减轻或缓解。

（2）骨质疏松与中老年人群的骨折有关，如果不能完全恢复，可能发生慢性疼痛、肢体功能活动障碍。

（三）常用的体检方法

骨密度检测。

（四）进一步检查项目

1. 实验室检查

（1）血常规、尿常规。

（2）生化全套。

（3）血清钙测定、血清磷测定。

（4）甲状旁腺激素。

（5）25- 羟维生素 D、血清 I 型原胶原氨基端前肽、血清 I 型胶原交联羧基末端肽、骨钙素、骨碱性磷酸酶。

2. 影像学检查

（1）X 线摄片、双能 X 线吸收法（dual energy X-ray absorptiometry, DXA）测定、定量 CT（quantitative computed tomography, QCT）。

（2）MRI：可更为敏感地显示细微骨折，且在显示骨髓早期改变和骨髓水肿方面更具优势。

（五）健康管理

1. 预防

（1）加强营养，均衡膳食： 建议摄入富含钙、低盐和含适量蛋白质的均衡膳食。

（2）充足日照：日照可促进维生素 D 的合成，维护正常的钙磷代谢，使骨骼中钙质增加而提高骨的硬度。

（3）规律运动：进行增强骨骼强度的负重运动，包括散步、慢跑、打太极、练瑜伽、跳舞和打乒乓球等活动；增强肌肉功能的运动，包括重量训练和其他抵抗性运动。

（4）戒烟、戒酒。

（5）避免过量饮用咖啡及碳酸饮料。

（6）避免或少用影响骨代谢的药物。

（7）避免过量饮用含咖啡因的饮料。

2. 治疗

（1）钙剂：充足的钙摄入可帮助身体获得骨量，减缓骨钙丢失，提倡通过膳食补钙。

（2）维生素 D：可增加肠钙吸收，促进骨骼强硬，降低跌倒和骨质疏松性骨折发生的风险。

（3）药物治疗：使用抑制骨吸收的药物如降钙素等，抑制破骨细胞的药物如双膦酸盐（如阿仑膦酸钠、利塞膦酸钠等），选择性雌激素受体调节剂类，甲状旁腺激素类似物等药物。

（4）手术治疗：适用于骨质疏松导致神经根受压迫的患者如脊柱压缩性骨折、髋部骨折、腕部或肩部发生的骨折等。

（5）物理治疗、运动疗法。

（6）中医中药治疗。

三、抗链球菌溶血素 O 增高

（一）医学解释

链球菌溶血素 O 是 A 群溶血性链球菌的重要代谢产物，具有溶血活性，能溶解人及动物的红细胞。链球菌溶血素 O 具有抗原性，能刺激身体产生相应的抗体，称为抗链球菌溶血素 O 抗体（antistreptolysin O，ASO）。升高见于：①溶血性链球菌感染、猩红热、丹毒、链球菌性咽炎、扁桃体炎、活动性风湿热、风湿性关节炎、链球菌感染后急性肾小球肾炎等；②少数非溶血性链球菌感染，病毒性肝炎、肾病综合征、结核病、结缔组织病、亚急性感染性心内膜炎、多发性骨髓瘤等；③寒冷地区、寒冷季节；④高胆固醇血症、巨球蛋白血症等。

（二）进一步检查项目

实验室检查

（1）血沉。

（2）C 反应蛋白。

（3）RF、抗 CCP 抗体。

四、 类风湿因子增高

（一）医学解释

类风湿因子（RF）是一种针对人变性免疫球蛋白 IgG 分子 FC 片段的特异抗体，是诊断类风湿关节炎（rheumatoid arthritis，RA）最早使用的血清学指标。RF 具有 IgM、IgG、IgA、IgD 和 IgE 5 种类型，以 IgM 型为主，临床上对 RA 的诊断、分型和疗效观察通常以检测 IgM 型 RF 为主。

RF 对于 RA 的诊断特异性不高，除 RA 外，还有多种疾病如干燥综合征、硬皮病、皮肌炎、混合性结缔组织病、慢性活动性肝炎、亚急性细菌性心内膜炎、系统性红斑狼疮、多种细菌和病毒感染等 RF 均可阳性。因此，RF 阳性时应结合临床全面分析，对其意义做出综合判断。特别是正常人群中约有 5% 的人 RF 可出现低滴度阳性，70 岁以上的人阳性率高达 10%~25%，临床意义不太明确。

（二）进一步检查项目

实验室检查

（1）血常规。

（2）肝功能。

（3）血沉、ASO、抗 CCP 抗体。

五、 红细胞沉降率增高

（一）医学解释

红细胞沉降率（ESR）是指红细胞在一定条件下沉降的速率，血沉对某一疾病的诊断不具有特异性，但对判断疾病处于静止期与活动期、病情稳定与复发、肿瘤良性与恶性具有鉴别意义。生理性增高见于 12 岁以下儿童、60 岁以上高龄、女性月经期、妊娠 3 个月以上者。病理性增高见于：①各种炎症性疾病，如急慢性感染、风湿、类风湿、甲亢、急性肾小球肾炎、结核等；②组织损伤及坏死，如急性心肌梗死、肺梗死、手术后、烧伤、创伤等；③恶性肿瘤；④高球蛋白血症，如多发性骨髓瘤、肝硬化、巨球蛋白血症、系统性红斑狼疮、慢性肾炎等；⑤贫血。

（二）进一步检查项目

实验室检查

（1）血常规、尿常规。

（2）hs-CRP。

（3）肿瘤标志物全套。

（4）ASO、RF、抗 CCP 抗体。

抗环瓜氨酸肽抗体增高

（一）医学解释

抗环瓜氨酸肽抗体（抗 CCP 抗体）是身体针对 21 个氨基酸残基组成的环瓜氨酸肽产生的抗体，以 IgG 型为主。抗 CCP 抗体是由类风湿关节炎患者 B 淋巴细胞自发分泌的，而其他疾病患者和正常人群 B 淋巴细胞并不自发分泌抗 CCP 抗体。因此，抗 CCP 抗体增高主要见于类风湿关节炎患者。此外抗 CCP 抗体对类风湿关节炎预后评估也有重要意义。

（二）进一步检查项目

1. 实验室检查

（1）血沉、ASO、RF。

（2）CRP。

（3）骨钙素、骨碱性磷酸酶。

2. 影像学检查

所累及的骨关节 X 线摄片或 CT。

七、 **人类白细胞抗原 B27 阳性**

（一）医学解释

人类白细胞抗原 B27（HLA-B27）是人类白细胞表面抗原 B 位点上的等

位基因，属于 I 型主要组织相容性复合体（major nistocompatibility complex，MHC）基因。HLA-B27 与强直性脊柱炎有密切的相关性，90% 的强直性脊柱炎患者 HLA-B27 呈阳性反应，而在正常人中的阳性率仅为 4%~7%。但并非 HLA-B27 阳性的人都会患强直性脊柱炎，据统计在 HLA-B27 阳性的人中约 20% 发生强直性脊柱炎或其他一种关节病，如反应性关节病、牛皮癣关节病等。

（二）进一步检查项目

1. 实验室检查

（1）RF、ASO、血沉、抗 CCP 抗体。

（2）CRP。

2. 影像学检查

（1）骶髂关节 X 线。

（2）全脊柱 CT/MRI。

八、 免疫球蛋白 G 增高

（一）医学解释

免疫球蛋白 G（immunogloblin G，IgG）在正常人体内含量最多且分布广泛，既是身体再次免疫应答的主要抗体，也是自身抗体的主要类型。血清

IgG 增高常见于：肝脏疾病（慢性活动性肝炎、原发性胆汁性肝硬化、隐匿性肝硬化）、结缔组织病、各种慢性感染、某些自身免疫性疾病（红斑狼疮、干燥综合征等）、多发性骨髓瘤、巨球蛋白血症、浆细胞瘤等。

（二）进一步检查项目

1. 实验室检查

（1）肝功能。

（2）肝纤四项

（3）自身抗体检测。

（4）血清蛋白电泳。

2. 影像学检查

全腹彩超。

九、 免疫球蛋白 G 降低

（一）医学解释

IgG 降低常见于各种先天性或获得性体液免疫缺陷、联合性免疫缺陷病、肾病综合征、免疫抑制治疗等。

（二）进一步检查项目

实验室检查

（1）血常规、尿常规。

（2）肾功能。

（3）血清蛋白电泳。

十、　免疫球蛋白 A 增高

（一）医学解释

分泌型免疫球蛋白 A（IgA）在局部（如呼吸道、消化道、泌尿生殖道黏膜）免疫中发挥重要作用。IgA 增高常见于皮肤黏膜感染、血液系统疾病、结缔组织疾病、肝硬化、肾病、皮疹等。

（二）进一步检查项目

1. 实验室检查

（1）血常规、尿常规。

（2）肝功能。

（3）肾功能。

（4）自身抗体检测。

（5）肝纤四项。

2. 影像学检查

全腹彩超。

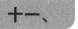 **十一、 免疫球蛋白 M 增高**

（一）医学解释

免疫球蛋白 M（IgM）又称巨球蛋白，主要功能是凝集病原体和激活补体经典途径，在早期抗感染免疫中发挥重要作用。IgM 增高常见于呼吸道感染、初期病毒性肝炎、肝硬化、结缔组织疾病、原发性巨球蛋白增多症等。

（二）进一步检查项目

1. 实验室检查

（1）血常规。

（2）乙肝两对半、丙肝抗体。

（3）肝纤四项。

（4）自身抗体检测。

（5）血清蛋白电泳。

2. 影像学检查

全腹彩超。

十二、 免疫球蛋白 M 降低

（一）医学解释

免疫球蛋白 M（IgM）降低者易患革兰阴性细菌引起的败血症。IgM 降低可见于先天性免疫缺陷病、淋巴细胞瘤、肾病综合征、免疫抑制治疗后等。

（二）进一步检查项目

1. 实验室检查

（1）血常规、尿常规。

（2）肾功能。

2. 影像学检查

全腹彩超。

十三、 补体 C3、C4 降低

（一）医学解释

补体 C3、C4 在补体经典激活途径和旁路激活途径中均发挥重要作用。降低常见于：①补体合成能力下降的疾病，如肝炎、肝硬化；②补体消耗或者丢失过多的疾病，如活动性红斑狼疮、肾小球肾炎、冷球蛋白血症、类风湿关节炎、大面积烧伤等；③先天性补体缺乏。

（二）进一步检查项目

1. 实验室检查

（1）尿常规。

（2）肾功能。

（3）肝功能。

（4）肝纤四项。

（5）ASO、RF、抗 CCP 抗体。

2. 影像学检查

全腹彩超。

十四、 总 IgE 增高

（一）医学解释

IgE 参与身体的Ⅰ型超敏反应。总 IgE 升高常见于：①Ⅰ型超敏反应性疾病，如过敏性哮喘、过敏性肠炎、花粉症、变应性皮炎和荨麻疹等；②非超敏反应性疾病，如寄生虫感染、IgE 型骨髓瘤、高 IgE 血症、SLE 和胶原病等。IgE 轻度升高不一定有临床意义，需结合自身表现综合评估其意义。

（二）进一步检查项目

过敏原全套检测。

十五、 <u>食物不耐受检测阳性</u>

（一）医学解释

食物不耐受被认为是可重复出现的、对特定食物或食物成分产生的慢性不良反应。长期摄入不耐受食物可引起某些慢性症状，甚至慢性疾病，表现为慢性腹泻、腹痛、消化不良、皮疹、头痛、失眠、哮喘、关节痛等多方面的不适。该检查阳性提示该食物在消化过程中产生的一些代谢物会引发中度慢性免疫反应，导致人体出现或轻或重的不适症状，具有潜在危害性。分类有：①1级提示轻度不耐受，建议减少该食物及含有该食物成分食品的进食频率，将该类食物从食谱中剔除或间隔食用；②2级提示中度不耐受，建议忌食该食物及含有该食物成分食品，将该类食物从食谱中剔除；③3级提示重度不耐受，建议严格忌食该食物及含有该食物成分食品，将该类食物从食谱中剔除，并建议在3~6个月内复查，如果复查结果为阴性，并且不适症状改善，可慢慢尝试少量食入，如果复查结果仍为阳性，则继续忌食。

（二）进一步检查项目

无。

第十一章　其他

一、血红蛋白增高

（一）医学解释

血红蛋白增高是指血红蛋白 > 175g/L（男性）或 > 150g/L（女性）。血红蛋白增高见于以下 2 种情况。

（1）生理性增高：营养过剩、高原生活者。

（2）病理性增高：①原发性红细胞增多症，如慢性骨髓增生性疾病；②继发性红细胞增多症，如阻塞性肺气肿、肺心病、发绀型先心病、频繁呕吐、大量出汗、糖尿病酮症酸中毒等；③家族性自发性促红细胞生成素浓度升高；④药物，如雌激素、皮质类固醇等。

（二）进一步检查项目

1. 实验室检查

血常规、尿常规。

2. 功能检查

肺功能检测、心电图。

3. 影像学检查

（1）心脏彩超、肾脏彩超。

（2）胸部 CT。

4. 病理学检查

骨髓穿刺活检。

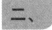二、 血红蛋白降低

（一）医学解释

血红蛋白降低是指血红蛋白 < 120g/L。一般成年男性血红蛋白 < 120g/L，成年女性血红蛋白 < 110g/L 为贫血。偶尔发现一次血红蛋白轻度降低（ > 90g/L），需复查。病理性降低见于再生障碍性贫血、缺铁性贫血、巨幼红细胞性贫血、急慢性失血、肿瘤等。如需了解贫血的类型，还需做与红细胞相关的其他指标测定。

（二）进一步检查项目

1. 实验室检查

（1）血常规。

（2）血清铁。

（3）维生素 B_{12}。

第十一章

2. 病理学检查

骨髓穿刺活检。

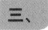

三、 白细胞计数增高

（一）医学解释

白细胞计数主要受中性粒细胞数量的影响。白细胞计数增高见于：①生理性增高，情绪激动、剧烈运动、饱食后、月经期、妊娠、分娩、哺乳期、新生儿及婴儿等，此外吸烟也可引起白细胞计数的增高；②病理性增高：细菌感染、较重的组织损伤或坏死、急性大出血、白血病、骨纤维化、恶性肿瘤、中毒（代谢性、金属性）等。生理性增高通常不需要处理，病理性增高以治疗原发性疾病为主。

（二）进一步检查项目

1. 实验室检查

（1）血常规。

（2）CRP。

2. 病理学检查

骨髓穿刺活检。

四、 白细胞计数降低

（一）医学解释

白细胞计数降低，是指白细胞 $< 3.5 \times 10^9$/L。白细胞是身体抵御病原微生物或其他异物入侵的主要防线，包括粒细胞、淋巴细胞和单核细胞等。一次或偶发的白细胞计数降低，不能说明是否存在疾病。连续多次检查降低可见于某些细菌感染（伤寒、副伤寒等）、某些病毒感染（病毒性肝炎、流行性感冒等）、某些原虫感染（黑热病、疟疾等）、某些血液病（再生障碍性贫血、急性粒细胞缺乏症、巨幼红细胞贫血等）、自身免疫性疾病（系统性红斑狼疮、艾滋病等）、脾功能亢进（门脉性肝硬化、班替综合征等）、肿瘤化疗、电离辐射（X 线）及某些药物（氯霉素、磺胺类药物）反应等。

（二）进一步检查项目

1. 实验室检查

血常规。

2. 病理学检查

骨髓穿刺活检。

五、 嗜酸性粒细胞增多

（一）医学解释

嗜酸性粒细胞增多主要见于寄生虫感染、变态反应性疾病、过敏性疾病、剥脱性皮炎、淋巴瘤、肺嗜酸性粒细胞增多症、嗜酸性粒细胞增多症及少见的嗜酸性粒细胞白血病。

（二）进一步检查项目

总 IgE 检测、特异性 IgE 检测。

六、 血小板增高

（一）医学解释

血小板增高是指血小板数 $> 350 \times 10^9/L$，偶尔一次检查发现轻度增高（$< 500 \times 10^9/L$）不一定有临床意义。血小板计数是人体止血与凝血功能障碍筛查的重要指标之一。血小板数量的增高，除了个体自身的生理波动外，还与多种出血和血栓性疾病密切相关。其增高分为以下 2 种类型。

（1）生理性增高主要见于：冬季、妊娠中晚期、月经后、运动后、饱餐后及高原居民等。

（2）病理性增高常见于：①原发性增多，骨髓增生异常综合征、原发性血小板增多症、慢性粒细胞性白血病、真性红细胞增多症、特发性骨髓纤维化等；②反应性增多，急性和慢性炎症、急性大失血、急性溶血、近期行外科手术（尤其是脾切除术后）、缺铁性贫血、恶性肿瘤早期等。

（3）其他疾病导致的增多：心脏疾病、肝硬化、慢性胰腺炎、烧伤、肾衰竭、先兆子痫、严重冻伤等。

（二）进一步检查项目

1. 实验室检查

（1）血常规、尿常规。

（2）生化全套。

（3）CRP。

（4）肿瘤标志物全套。

2. 影像学检查

全腹彩超。

3. 病理学检查

骨髓穿刺活检。

七、 血小板降低

（一）医学解释

血小板降低是指血小板计数 $< 125 \times 10^9$/L。偶尔一次检查发现轻度降低（$\geqslant 50 \times 10^9$/L）不一定有临床意义。血小板降低常见于：①血小板生成障碍，见于再生障碍性贫血、急性白血病、急性放射病、巨幼红细胞贫血、骨髓纤维化等；②血小板破坏增多，见于特发性血小板减少性紫癜（idiopathic thrombocytopenic purpura，ITP）、脾功能亢进、系统性红斑狼疮、血小板同种抗体等；③血小板消耗过多，见于如弥散性血管内凝血（disseminated intravascular coagulation，DIC）、血栓性血小板减少性紫癜等。

（二）进一步检查项目

1. 实验室检查

（1）血常规。

（2）抗核抗体检测。

（3）凝血四项、抗凝血酶Ⅲ（antithrombin Ⅲ，AT-Ⅲ）、D-二聚体。

2. 病理学检查

骨髓穿刺活检。

八、　抗凝血酶Ⅲ降低

（一）医学解释

抗凝血酶Ⅲ（AT-Ⅲ）是一种抗凝物质，占血浆总生理抗凝活性物质的70%左右，主要是通过与肝素结合后抑制凝血酶、活化的 X 因子活性而起抗凝作用。降低主要见于：肝脏疾病、DIC、使用肝素治疗等。

（二）进一步检查项目

1. 实验室检查

（1）肝功能全套。

（2）凝血四项、血小板聚集功能、D-二聚体。

2. 影像学检查

全腹彩超。

九、　纤维蛋白原增高

（一）医学解释

纤维蛋白原增高提示血液可能处于高凝状态，是动脉粥样硬化性疾病独立的危险因素。持续增高见于多种疾病如糖尿病伴血管病变、冠心病、高脂血症、动脉粥样硬化等心血管疾病。此外急性传染病、急性感染、长期口服避孕药、妊娠晚期及妊娠高血压、放疗后、灼伤、术后、肾脏疾病、恶性肿瘤等均可增高。

（二）进一步检查项目

1. 实验室检查

（1）血常规、尿常规。

（2）生化全套。

（3）Lp-PLA2、MPO、hs-CRP、D- 二聚体。

2. 功能检查

血管弹性度检测。

3. 影像学检查

（1）颈动脉彩超、心脏彩超。

（2）心脑血管 CTA。

十、 D- 二聚体增高

（一）医学解释

D- 二聚体是交联纤维蛋白降解中的一个特征性产物，也可作为溶栓治疗有效的观察指标。增高主要见于：深静脉血栓、肺栓塞、DIC、重症肝炎等疾病。

（二）进一步检查项目

1. 实验室检查

（1）肝功能全套。

（2）凝血四项、血小板聚集功能、AT-Ⅲ。

2. 影像学检查

（1）全腹彩超、双下肢动静脉彩超。

（2）胸部 CT。

十一、　**血液流变学异常**

（一）医学解释

血液流变学是研究血液流动与变形性及其临床应用的一门学科。血液流变学检测包括全血黏度检测和血浆黏度检测。通过检查全血、血浆及血液有形成分（红细胞、白细胞、血小板）的流动性、变形性和聚集性的变化规律，判断血管内血液循环状况，为血流特性监测及治疗效果评估提供客观依据。血液流变学异常可见于以下几种情况。

（1）全血及血浆黏度增高：见于心脑血管疾病（脑血栓、脑供血不足、心肌梗死、心绞痛）、高血压及肺源性心脏病、恶性肿瘤及血液病等。

（2）全血黏度降低：见于各种原因的贫血。

（3）血浆黏度降低：无明显临床意义。

（二）进一步检查项目

1. 实验室检查

（1）血常规。

（2）血脂、血糖、纤维蛋白原。

（3）肿瘤标志物全套。

2. 功能检查

血管弹性度检测。

3. 影像学检查

（1）颈部血管彩超、心脏彩超。

（2）颅脑 MRI。

十二、 血钾增高

（一）医学解释

血清钾 > 5.5mmol/L 为高钾血症，高钾血症可引起严重的肌肉、心肌和呼吸功能的抑制性应激紊乱，以及心电图改变。血钾 > 7mmol/L 时，即可发生心室颤动、心脏停搏而致死亡。血钾增高见于：①肾脏功能障碍使排钾减少，如少尿、尿闭、尿毒症，又如急性肾衰竭、大出血使肾血流量锐减、血压下降伴休克；②释放性高钾血症，如输血事故、重度溶血反应、组织大量破坏使细胞内钾大量释放出来；③组织低氧、急性哮喘发作、急性肺炎、呼吸障碍等；④皮质功能减退，如艾迪生病，远曲小管泌钾减少，造成高钾血症、低钠血症；⑤含钾药物及潴钾利尿药的过度使用，如注射大剂量青霉素钾等。

（二）进一步检查项目

1. 实验室检查

（1）尿常规。

（2）生化全套。

2. 功能检查

肺功能检测、心电图。

3. 影像学检查

（1）泌尿系统彩超。

（2）肾脏 CT/MRI。

十三、　血钾降低

（一）医学解释

血清钾 < 3.5mmol/L 为低钾血症。常见于：①钾进食量不足；②钾丢失过多，如呕吐、腹泻；③肾脏疾病，如急性肾衰竭多尿期，尿排出大量电解质；④皮质功能亢进，尤其是醛固酮增多症，尿钾丢失过多。此外，长期使用皮

质激素，如可的松、地塞米松，未同时补钾，也会得低钾血症。

（二）进一步检查项目

1. 实验室检查

（1）尿常规。

（2）生化全套。

（3）醛固酮检测。

2. 影像学检查

（1）泌尿系统彩超。

（2）肾脏 CT/MRI。

十四、 血钠降低

（一）医学解释

血钠降低可见于呕吐、腹泻等胃肠道钠流失、肾炎、慢性肾功能不全等。

（二）进一步检查项目

1. 实验室检查

（1）尿常规。

（2）生化全套。

2. 影像学检查

（1）肾脏彩超。

（2）肾脏 CT/MRI。

十五、　血清铁异常

（一）医学解释

铁是人体必需的微量元素，是合成红细胞中血红蛋白的主要原料。血清铁是反映体内铁代谢的敏感指标之一。

（1）血清铁增高见于：①红细胞破坏增多时，如溶血性贫血；②红细胞的再生或成熟障碍，如再生障碍性贫血、巨幼红细胞贫血；③维生素 B_6 缺乏引起造血功能减退时。

（2）血清铁降低见于：①身体摄取不足，如营养不良、胃肠道病变、消化性溃疡、慢性腹泻等；②身体失铁增加，如失血，包括大量和隐性失血，如泌尿生殖道和胃肠道的出血；③生理性降低，如妇女在月经期、妊娠期，婴儿在生长期，因体内铁的需要量增加，可使血清铁降低，属于生理现象。

（二）进一步检查项目

1. 实验室检查

（1）血常规、尿常规。

（2）生化全套、前白蛋白检测。

（3）维生素 B_6、维生素 B_{12} 检测。

（4）粪便常规 + 隐血。

2. 影像学检查

全腹彩超。

附 录

一、 **常见体检项目缩略词中外文对照**

缩略词	中文名	缩略词	中文名
AFP	甲胎蛋白	AFP-L3%	甲胎蛋白异质体比率
AFU	α-L-岩藻糖苷酶	AMH	抗米勒管激素
Apo	载脂蛋白	ASO	抗链球菌溶血素 O
AT-III	抗凝血酶 III	BV	细菌性阴道病
CA125	糖类抗原 125	CA15-3	糖类抗原 15-3
CA19-9	糖类抗原 19-9	CA242	糖类抗原 242
CA72-4	糖类抗原 72-4	CCB	钙离子通道阻滞剂
CCP	环瓜氨酸肽	CEA	癌胚抗原
CK	肌酸激酶	CKD	慢性肾脏病
CRP	C 反应蛋白	CT	计算机断层扫描
CTA	CT 血管成像	CYFRA21-1	细胞角蛋白 19 片段
C-P	C 肽	DCP	异常凝血酶原
DR	数字 X 射线摄影	DXA	双能 X 线吸收法
E_2	雌二醇	ESR	红细胞沉降率
FSH	卵泡刺激素	FT_3	游离三碘甲腺原氨酸

缩略词	中文名	缩略词	中文名
FT$_4$	游离甲状腺素	f-PSA	游离前列腺特异性抗原
GP73	高尔基蛋白 73	HDL	高密度脂蛋白
HLA	人类白细胞抗原	HPV	人乳头瘤病毒
hs-CRP	超敏 C 反应蛋白	Ig	免疫球蛋白
LDH	乳酸脱氢酶	LDL	低密度脂蛋白
LH	促黄体素	LP（a）	脂蛋白（a）
Lp-PLA2	脂蛋白相关磷脂酶 A$_2$	MHC	主要组织相容性复合体
MPO	髓过氧化物酶	MRA	磁共振血管成像
MRI	磁共振成像	NGAL	中性粒细胞明胶酶相关脂质运载蛋白
NMP22	尿核基质蛋白 22	NSE	神经元特异性烯醇化酶
NT-proBNP	N 末端 B 型尿钠肽前体	proGRP	胃泌素释放肽前体
PSA	前列腺特异性抗原	QCT	定量 CT
RA	类风湿关节炎	RF	类风湿因子
SCC	鳞状上皮细胞癌抗原	T	睾酮
T$_3$	三碘甲状腺原氨酸	T$_4$	甲状腺素
TC	总胆固醇	TCD	经颅多普勒超声
TCT	液基薄层细胞学检查	TG	甘油三酯、甲状腺球蛋白
TGAb	甲状腺球蛋白抗体	TPO	甲状腺过氧化酶
TPOAb	甲状腺过氧化物酶抗体	TSH	促甲状腺激素

续表

缩略词	中文名	缩略词	中文名
VLDL	极低密度脂蛋白	α-HBDH	α-羟丁酸脱氢酶
β-hCG	β 人绒毛膜促性腺激素		

 常见检验组套项目及细项

组套项目	细项	组套项目	细项
肝功能全套	血清总蛋白测定	肾功能全套	尿素测定
	血清白蛋白测定		肌酐测定
	血清总胆红素测定		血清尿酸测定
	血清直接胆红素测定		胱抑素 C
	血清间接胆红素测定	血脂全套	血清甘油三酯测定
	血清丙氨酸氨基转移酶测定		血清总胆固醇测定
	血清天门冬氨酸氨基转移酶测定		血清高密度脂蛋白胆固醇测定
	血清 γ-谷氨酰基转移酶测定		血清低密度脂蛋白胆固醇测定
	血清碱性磷酸酶测定		血清载脂蛋白 A I 测定
	血清 α-L-岩藻糖苷酶测定		血清载脂蛋白 B 测定
	血清总胆汁酸测定	心肌酶谱	乳酸脱氢酶测定

续表

组套项目	细项	组套项目	细项
生化全套	血清总蛋白测定	心肌酶谱	血清天门冬氨酸氨基转移酶测定
	血清白蛋白测定		血清 α - 羟基丁酸脱氢酶测定
	血清总胆红素测定		血清肌酸激酶测定
	血清直接胆红素测定		血清肌酸激酶——MB 同工酶活性测定
	血清间接胆红素测定	微量元素	铜
	血清丙氨酸氨基转移酶测定		锌
	血清天门冬氨酸氨基转移酶测定		钙
	血清 γ - 谷氨酰基转移酶测定		镁
	血清碱性磷酸酶测定		铁
	血清 α -L- 岩藻糖苷酶测定		铅
	血清总胆汁酸测定	凝血四项	凝血酶原时间
	血清甘油三酯测定		活化部分凝血活酶时间
	血清总胆固醇测定		凝血酶时间
	血清高密度脂蛋白胆固醇测定		纤维蛋白原

组套项目	细项	组套项目	细项
生化全套	血清低密度脂蛋白胆固醇测定	肝纤四项	层粘连蛋白
	血清载脂蛋白ＡⅠ测定		透明质酸
	血清载脂蛋白Ｂ测定		Ⅲ型前胶原
	葡萄糖测定		Ⅳ型胶原
	乳酸脱氢酶测定	高血压四项	醛固酮
	血清α-羟基丁酸脱氢酶测定		肾素
	血清肌酸激酶测定		血管紧张素Ⅰ
	血清肌酸激酶——MB同工酶活性测定		血管紧张素Ⅱ
	尿素测定	风湿三项	类风湿因子
	肌酐测定		抗链球菌溶血素O
	血清尿酸测定		抗环瓜氨酸肽抗体
	淀粉酶测定	甲状腺功能	三碘甲状腺原氨酸
	铁测定		甲状腺素
	钙测定		游离三碘甲状腺原氨酸
	镁测定		游离甲状腺素
	无机磷测定		促甲状腺激素
	氯测定		甲状腺球蛋白
	钠测定		甲状腺球蛋白抗体
	钾测定		甲状腺过氧化物酶抗体

附录

续表

组套项目	细项	组套项目	细项
生化全套	血清碳酸氢盐（HCO₃）测定	肿瘤标志物全套（女）	甲胎蛋白
肿瘤标志物全套（男）	甲胎蛋白		癌胚抗原
	癌胚抗原		细胞角蛋白 19 片段
	细胞角蛋白 19 片段		神经元特异性烯醇化酶
	神经元特异性烯醇化酶		糖类抗原 125
	糖类抗原 242		糖类抗原 15-3
	游离 β 人绒毛膜促性腺激素		糖类抗原 242
	鳞状上皮细胞癌抗原		游离 β 人绒毛膜促性腺激素
	游离前列腺特异性抗原		鳞状上皮细胞癌抗原
	前列腺特异性抗原		糖类抗原 72-4
	糖类抗原 72-4		糖类抗原 19-9
	糖类抗原 19-9		EB 病毒抗体
	EB 病毒抗体	补体全套检测	补体 C3
免疫球蛋白全套	免疫球蛋白 G		补体 C4
	免疫球蛋白 A	EB 病毒三联检	EB 病毒抗体 Rta-IgG
	免疫球蛋白 M		EB 病毒抗体 VCA-IgA
	免疫球蛋白 E		EB 病毒抗体 EA-IgA

续表

组套项目	细项	组套项目	细项
性激素全套	血清泌乳素	肺癌 7 项自身抗体检测	P53 自身抗体
	血清黄体生成素		PGP9.5 自身抗体
	卵泡刺激素		SOX2 自身抗体
	孕酮		GAGE7 自身抗体
	雌二醇		GBU4-5 自身抗体
	睾酮		MAGE A1 自身抗体
肝癌三项	甲胎蛋白		CAGE 自身抗体
	甲胎蛋白异质体比率		
	异常凝血酶原		

附

录

参考文献

［1］葛均波，徐永健，王辰．内科学［M］．第9版．北京：人民卫生出版社，2018.

［2］陈孝平，汪建平，赵继宗．外科学［M］．第9版．北京：人民卫生出版社，2018.

［3］吴在德，吴肇汉．外科学［M］．第7版．北京：人民卫生出版社，2008.

［4］万学红，卢雪峰．诊断学［M］．第9版．北京：人民卫生出版社，2018.

［5］谢幸，吕卫国，王新宇．妇产科学［M］．第9版．北京：人民卫生出版社，2018.

［6］杨培增，范先群．眼科学［M］．第9版．北京：人民卫生出版社，2018.

［7］董频，陈韵维．耳鼻咽喉头颈外科学临床速查指南［M］．天津：天津科技翻译出版有限公司，2021.

［8］徐克，龚启勇，韩萍．医学影像学［M］．第8版．北京：人民卫生出版社，2018.

［9］孙虹，张罗．耳鼻咽喉头颈外科学［M］．第9版．北京：人民卫生出版社，2018.

［10］王斌全，黄健．眼耳鼻喉口腔科学［M］．第7版．北京：人民卫生出版社，2014.

［11］姜玉新，张运．超声医学［M］．北京：人民卫生出版社，2015.

［12］唐光健，秦乃姗．现代全身CT诊断学［M］．第4版．北京：中国医药科技出版社，2019.

［13］郑穗生，刘斌.MRI 诊断与临床——中枢神经、头颈及骨骼肌肉［M］．合肥：安徽科学技术出版社，2014.

［14］刘斌，郑穗生.MRI 诊断与临床——体部［M］．合肥：安徽科学技术出版社，2014.

［15］贺良，龚晓峰.骨质疏松［M］．北京： 北京科学技术出版社，2019.

［16］曾强.健康体检报告规范与管理［M］．北京：中华医学电子音像出版社，2020.

［17］黄守清.健康体检项目解读［M］.福州：福建科学技术出版社，2021.

［18］何方田.临床心电图详解与诊断［M］．杭州：浙江大学出版社，2020.

［19］尚红，王毓三，申子瑜. 全国临床检验操作规程［M］.第 4 版.北京：人民卫生出版社，2014.

［20］成人支气管扩张症诊治专家共识编写组.成人支气管扩张症诊治专家共识［J］.中华结核和呼吸杂志，2012，35（7）：485-492.

［21］国家卫生健康委办公厅.原发性肝癌诊疗指南（2022 年版）［J］.协和医学杂志，2022，13（4）：549-570.

［22］中华医学会健康管理学分会，《中华健康管理学杂志》编辑委员会.健康体检基本项目专家共识（2022）［J］.中华健康管理学杂志，2023，17（9）：649-660.

［23］国家心血管病中心肺动脉高压专科联盟，国家心血管病专家委员会右心与肺血管病专业委员会.中国肺动脉高压诊治临床路径［J］.中国循环杂志，2023，38（7）：691-703.

［24］中华医学会呼吸病学分会慢性阻塞性肺疾病学组，中国医师协会呼吸医师分会慢性阻塞性肺疾病工作委员会.慢性阻塞性肺疾病诊治指南

（2021 年修订版）［J］．中华结核和呼吸杂志，2021，44（3）： 170-205.

［25］中国中西结合学会肿瘤专业委员会，北京中医药学会肿瘤专业委员会肺结节全程管理共识专家组．肺结节中西医结合全程管理专家共识［J］．中国实验方剂学杂志，2024，（1）:149-159.

［26］中华医学会呼吸病学分会肺癌学组，中国肺癌防治联盟专家组．肺结节诊治中国专家共识（2018 年版）［J］．中华结核和呼吸杂志，2018，40（10）：763-771.

［27］中国肺癌防治联盟，中华医学会呼吸病学分会肺癌学组，中国医师协会呼吸医师分会肺癌工作委员会．肺癌筛查与管理中国专家共识［J］．国际呼吸杂志，2019，39（21）：1604-1615.

［28］中国高血压防治指南修订委员会．中国高血压防治指南 2010［J］．中华心血管病杂志，2011，39（7）：579-609.

［29］中国老年医学学会高血压分会，北京高血压防治协会，国家老年疾病临床医学研究中心．中国老年高血压管理指南 2023[J].中华高血压杂志，2023，31（6）：508-538.

［30］中华人民共和国国家卫生健康委员会．成人高血压食养指南（2023年版）［J］．全科医学临床与教育，2023，21（6）：484-485.

［31］中华医学会，中华医学会临床药学分会，中华医学会杂志社，等．稳定性冠心病基层合理用药指南［J］．中华全科医师杂志，2021，20（4）：423-434.

［32］中华医学会心电生理和起搏分会，中国医师协会心律学专业委员会，中国房颤中心联盟心房颤动防治专家工作委员会．心房颤动：目前的认识和治疗建议（2021）［J］．中华心律失常学杂志，2022，26（1）：15-88.

［33］中华医学会心血管病学分会，中国生物医学工程学会心律分会．心房颤动诊断和治疗中国指南［J］．中华心血管病杂志，2023，51（6）：572-618.

［34］中国研究型医院学会肝病专业委员会，中国医师协会脂肪性肝病专家委员会，中华医学会肝病学分会脂肪肝与酒精性肝病学组，等．中国脂肪性肝病诊疗规范化的专家建议（2019年修订版）［J］．中华肝脏病杂志，2019，27（10）：748-753.

［35］国际肝胆胰协会中国分会肝血管瘤专业委员会．肝血管瘤诊断和治疗多学科专家共识（2019版）［J］．中华消化外科杂志，2019，18（8）：705-710.

［36］中华医学会消化病学分会．中国肝硬化临床诊治共识意见［J］．中华消化杂志，2023，43（4）：227-247.

［37］中华医学会肝病学分会．肝硬化诊治指南［J］．中华肝脏病杂志，2019，27（11）：846-865.

［38］中华人民共和国国家卫生健康委员会医政医管局，秦逸，任正刚，等．原发性肝癌诊疗指南（2022年版）［J］．中国实用外科杂志，2022，42（3）：241-273.

［39］中华消化杂志编辑委员会，中华医学会消化病学分会肝胆疾病协作组．中国慢性胆囊炎、胆囊结石内科诊疗共识意见（2018年）［J］．中华消化杂志，2019，39（2）：73-79.

［40］中华人民共和国国家卫生健康委员会医政医管局．胰腺癌诊疗指南（2022年版）［J］．中华消化外科杂志，2022，21（9）：1117-1136.

［41］中华医学会外科学分会胰腺外科学组．中国急性胰腺炎诊治指南（2021）［J］．中华外科杂志，2021，59（7）：578-587.

［42］中华医学会，中华医学会杂志社，中华医学会消化病学分会，等．消化性溃疡基层诊疗指南（2023年）［J］．中华全科医师杂志，2023，22（11）：1108-1117.

［43］中华医学会消化病学分会，中华医学会消化病学分会消化系统肿瘤协作组．中国慢性胃炎诊治指南（2022年，上海）［J］．中华消化杂志，

2023，43（3）：147-175.

［44］中华人民共和国国家卫生健康委员会医政医管局.胃癌诊疗指南（2022年版）［J］.中华消化外科杂志，2022，21（9）：1137-1164.

［45］中国抗癌协会胃癌专业委员会，中国医师协会外科医师分会上消化道外科医师委员会，中国人群健康风险管理协作组－胃癌专业组.中国人群胃癌风险管理公众指南（2023版）［J］.中华医学杂志，2023，103（36）：2837-2849.

［46］中国胃癌筛查与早诊早治指南制定专家组，中国胃癌筛查与早诊早治指南制定工作组.中国胃癌筛查与早诊早治指南（2022，北京）［J］.中华肿瘤杂志，2022，44（7）：634-666.

［47］中华医学会消化内镜学分会结直肠学组.中国结直肠癌及癌前病变内镜诊治共识（2023，广州）［J］.中华消化内镜杂志，2023，40（7）：505-520.

［48］国家卫生健康委员会医政司，中华医学会肿瘤学分会.国家卫生健康委员会中国结直肠癌诊疗规范（2023版）［J］.中华胃肠外科杂志，2023，26（6）：505-528.

［49］中华医学会肿瘤学分会早诊早治学组.中国结直肠癌早诊早治专家共识［J］.中华医学杂志，2020，100（22）：1691-1698.

［50］中华医学会泌尿外科学分会结石学组，中国泌尿系结石联盟.泌尿系结石代谢评估与复发预防中国专家共识［J］.中华泌尿外科杂志，2023，44（5）：321-324.

［51］中国前列腺癌筛查与早诊早治指南制定专家组，中国前列腺癌筛查与早诊早治指南制定工作组.中国前列腺癌筛查与早诊早治指南（2022，北京）［J］.中华肿瘤杂志，2022，44（1）：29-53.

［52］中华医学会神经病学分会，中华医学会神经病学分会脑血管病学组.中国无症状脑梗死诊治共识［J］.中华神经科杂志，2018，51（9）：

692-698.

[53] 中华人民共和国国家卫生健康委员会.成人糖尿病食养指南（2023年版）[J].全科医学临床与教育，2023，21（5）：388-391.

[54] 中华医学会糖尿病学分会.中国2型糖尿病防治指南（2020年版）[J].中华内分泌代谢杂志，2021，37（4）：311-398.

[55] 中国内分泌代谢病专科联盟.甲状腺结节诊治行业标准[J].中华内分泌代谢杂志，2022，38（7）：552-554.

[56] 中华医学会，中华医学会杂志社，中华医学会全科医学分会，等.甲状腺功能减退症基层诊疗指南（2019年）[J].中华全科医师杂志，2019，18（11）：1022-1028.

[57] 中华医学会内分泌学分会.成人甲状腺功能减退症诊治指南[J].中华内分泌代谢杂志，2017，33（2）：167-180.

[58] 中华医学会内分泌学分会，中国医师协会内分泌代谢科医师分会，中华医学会核医学分会，等.中国甲状腺功能亢进症和其他原因所致甲状腺毒症诊治指南[J].中华内分泌代谢杂志，2022，38（8）：700-748.

[59] 中华医学会，中华医学会杂志社，中华医学会全科医学分会，等.甲状腺功能亢进症基层诊疗指南（2019年）[J].中华全科医师杂志，2018，18（12）：1118-1127.

[60] 中华医学会健康管理学分会，中国营养学会中国医疗保健国际交流促进会生殖医学分会，中国健康促进基金会浙江省临床营养中心.超重或肥胖人群体重管理专家共识及团体标准[J].中华健康管理学杂志，2018，12（3）：200-203.

[61] 中国老年学学会骨质疏松委员会维生素D学科组专家委员会.维生素D与成人骨骼健康应用指南（2014年标准版）[J].中国骨质疏松杂志，2014，20（9）：1011-1037.

[62] 中华医学会妇产科学分会感染性疾病协作组.细菌性阴道病诊治

指南（2021 修订版）[J]．中华妇产科杂志，2021，56（1）：3-6.

［63］中国医师协会妇产科医师分会子宫内膜异位症专业委员会．子宫腺肌病诊治中国专家共识［J］．中华妇产科杂志，2020，55（6）：376-382.

［64］子宫肌瘤的诊治中国专家共识专家组．子宫肌瘤的诊治中国专家共识［J］．中华妇产科杂志，2017，52（12）：793-800.

［65］中国医师协会妇产科医师分会妇科肿瘤学组．卵巢囊肿诊治中国专家共识（2022 年版）［J］．中国实用妇科与产科杂志，2022，38（8）：814-819.

［66］中国研究型医院学会乳腺专业委员会，中国女性乳腺癌筛查指南制定专家组．中国女性乳腺癌筛查指南（2022 年版）［J］．中国研究型医院，2022，9（2）：6-13.

［67］中华耳鼻咽喉头颈外科杂志编辑委员会鼻科组，中华医学会耳鼻咽喉头颈外科学分会鼻科学组．中国变应性鼻炎诊断和治疗指南（2022 年，修订版）［J］．中华耳鼻咽喉头颈外科杂志，2022，57（2）：106-129.

［68］中华耳鼻咽喉头颈外科杂志编辑委员会鼻科组，中华医学会耳鼻咽喉头颈外科学分会鼻科学组．中国慢性鼻窦炎诊断和治疗指南（2018）［J］．中华耳鼻咽喉头颈外科杂志，2019，54（2）：81-100.

［69］中华外科杂志编辑部．颈椎病的分型、诊断及非手术治疗专家共识（2018）［J］．中华外科杂志，2018，56（6）：401-402.

［70］中国康复医学会脊柱脊髓专业委员会基础研究与转化学组．腰椎间盘突出症诊治与康复管理指南［J］．中华外科杂志，2022，60（5）：401-408.

［71］中华医学会骨质疏松和骨矿盐疾病分会．原发性骨质疏松症诊疗指南（2022）［J］．中华骨质疏松和骨矿盐疾病杂志，2022，16（6）：573-611.